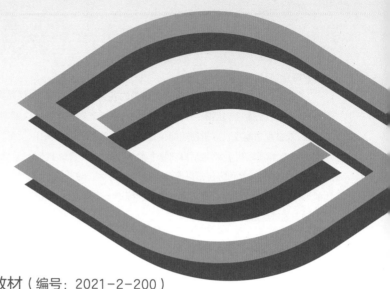

 江苏省高等学校重点教材（编号：2021-2-200）

眼视光综合实训

U0351366

主　　审：瞿　佳（温州医科大学）　　　毕宏生（山东中医药大学）

主　　编：蒋　沁　兰长骏

副 主 编：姚　进　薛劲松　李柯然　王成虎

编　　委：（按姓氏拼音排序）

曹国凡（南京医科大学）　　　陈　凯（南京医科大学）

陈　楠（南京医科大学）　　　葛慧敏（南京医科大学）

蒋　沁（南京医科大学）　　　兰长骏（川北医学院）

李柯然（南京医科大学）　　　刘陇黔（四川大学）

罗　峰（南京医科大学）　　　毛欣杰（温州医科大学）

齐　艳（南京医科大学）　　　商卫红（南京医科大学）

王成虎（南京医科大学）　　　魏瑞华（天津医科大学）

吴建峰（山东中医药大学）　　徐英男（南京医科大学）

薛劲松（南京医科大学）　　　颜智鹏（南京医科大学）

姚　进（南京医科大学）　　　赵　玥（南京医科大学）

编写秘书：朱君雅

中国教育出版传媒集团

高等教育出版社·北京

内容简介

《眼视光综合实训》综合了眼视光相关的各类重要检查项目、仪器操作步骤和诊疗流程,主要包括眼部常规基础检查、眼视光学特殊器械检查、眼屈光检查、双眼视功能及眼球运动功能检查、框架眼镜的验配和制作、接触镜的验配及护理、常见眼病手术(包括白内障手术、屈光手术和斜视手术)检查流程等,强调在基础眼保健和眼部常见疾病诊疗中需要建立的系统、全面、规范、科学的诊疗思维和实践能力,旨在通过实操训练进一步提高眼视光(医)学生对理论知识的理解运用能力。

图书在版编目（CIP）数据

眼视光综合实训 / 蒋沁，兰长骏主编 . -- 北京：
高等教育出版社，2023.5
  ISBN 978-7-04-060323-1

Ⅰ.①眼… Ⅱ.①蒋… ②兰… Ⅲ.①屈光学 - 医学
院校 - 教材 Ⅳ.① R778

中国国家版本馆 CIP 数据核字（2023）第 054206 号

Yanshiguang Zonghe Shixun

策划编辑	瞿德竑	责任编辑	瞿德竑	封面设计	贺雅馨	责任印制	朱 琦

出版发行	高等教育出版社	网　　址	http://www.hep.edu.cn
社　　址	北京市西城区德外大街4号		http://www.hep.com.cn
邮政编码	100120	网上订购	http://www.hepmall.com.cn
印　　刷	三河市骏杰印刷有限公司		http://www.hepmall.com
开　　本	787mm×1092mm　1/16		http://www.hepmall.cn
印　　张	13.5		
字　　数	320 千字	版　　次	2023 年 5 月第 1 版
购书热线	010-58581118	印　　次	2023 年 5 月第 1 次印刷
咨询电话	400-810-0598	定　　价	56.00元

数字课程（基础版）

眼视光综合实训

主编 蒋 沁 兰长骏

眼视光综合实训

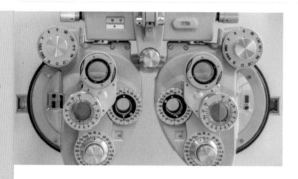

　　眼视光综合实训数字课程与纸质教材一体化设计，紧密配合。数字课程包括微课视频、案例分析和教学课件等资源，在提升课程教学效果的同时，为学生学习提供思维与探索的空间。

| 用户名： | 密码： | 验证码： | 5360 忘记密码？ | 登录 | 注册 |

http://abook.hep.com.cn/60323

扫描二维码，下载Abook应用

我国眼视光专业数十年来飞速发展，目前全国已有众多眼视光中心、眼视光门诊、眼视光医院，拥有了完整系统的教育和科学研究体系。但各地、各区域眼视光专业发展仍不均衡，眼视光从业人员相对匮乏，专业水准和程度参差不齐，尤其是技能水平高低悬殊。因此，眼视光行业亟须高素质、高技能人才紧随眼视光发展的步伐，为广大群众提供优质的眼保健、诊疗、康复等方面的技术和服务。

眼视光学是在传统眼科学基础上，将与视觉有关的病理性及功能性问题纳入基本眼保健临床诊断和治疗中的一门临床学科。强调在基础眼保健和眼病诊疗过程中，通过强化操作技能，真正将理论与实践相结合。因此严谨科学的操作步骤、规范系统化的检查流程对于疾病的准确分析及诊断尤为重要。鉴于目前国内的眼视光专业尚无一本系统规范的眼视光实践教材，因此在借鉴国内外同类课程体系的基础上，结合眼视光、眼视光医学专业特点，由蒋沁教授、兰长骏教授主编完成了《眼视光综合实训》的编写工作。本教材秉承创新、实用、规范、全面的编写原则，深入浅出，图文并茂，以眼视光及眼视光医学专业毕业生所需掌握的专业核心技能为引导，精炼眼部常规基础检查、眼视光学特殊器械检查、屈光检查、双眼视功能及眼球运动功能检查、框架眼镜的验配和制作、接触镜的验配、常见眼病手术检查流程等相关知识，是临床眼视光专业教材实践操作课程强有力的补充。通过本教材为眼视光及眼视光医学专业的学生提供更为全面且准确的实践指导，真正做到从"纸上谈兵"到"模拟战场"，为未来临床眼视光医疗工作奠定坚实的基础。

《眼视光综合实训》基于临床科学思维，阐述了临床眼视光诊疗过程中的相关技术手段和方法的运用，是学生从课堂跨入临床工作的必经桥梁。相信有各位眼科医师和视光师同仁们的共同努力，中国未来的眼视光学专业定如朝阳蓬勃发展！

瞿　佳　毕宏生

2022 年 12 月

眼视光学是一门现代光学技术与现代眼科学相结合，运用现代光学理论和技术解决视觉障碍的新兴交叉学科。本专业培养以掌握现代眼视光科学知识和技能为基础，具有能够应用眼视光学知识指导全民进行视觉保健和矫治的高级应用型技术人才。学生在系统学习眼科学、斜视弱视学、双眼视觉学、低视力学、验光学、眼镜学、眼视光器械学、接触镜学等理论后需进一步接受技能训练以具备视觉保健、视功能康复、医学验光配镜、眼视光特殊检查等基本技能。因此如何规范、系统地开展眼视光学的实训教学是目前眼视光教学工作的重、难点。

现有的眼视光学教材多侧重于基础理论、临床眼病、仪器操作原理等方面的教学，缺少对临床眼视光检查项目具体操作流程、报告解读及注意事项的全面解析。而实践教学是医学教育的重要组成部分，是医学生全面掌握理论知识，锤炼医学科学思维，培养实际诊疗技术和孕育创新意识的重要环节。鉴于此，我们组织编写了这本《眼视光综合实训》。

眼视光学作为一门实践性很强的课程，学生该如何学习该课程？首先，以眼球及附属器生理结构和特点为核心，掌握眼视光学检查项目的操作步骤和临床意义、分析检查结果。其次，坚持理论与实践相结合。"做中学，学中做"，思考并总结相关实训检查项目在具体眼病中的应用，并借鉴以下学习方法和流程。

1. 课前预习：眼视光综合实训以眼视光检查项目为中心，学习时必须深入联系基础理论和临床实际需求。章节学习前需对相关检查或操作涉及的眼球解剖、生理、眼病病理机制及相关设备的工作原理进行详细的回顾。便于理解实训的临床意义、目的、要求、操作步骤和流程。

2. 学习要求：①注重眼视光实训指导老师对教材内容的讲解，注意观察示教操作。②爱护眼视光实训仪器，待仪器完成安全检查并进行有效的医患沟通后再对评定对象进行操作，充分体现"以人为本"的思想。③按照眼视光实训的规范步骤进行操作，及时记录实训过程中出现的问题并分析原因。④实训结束后，整理仪器并归位，清点实训物品并及时归还。⑤认真整理实训记录和资料，对实训结果进行分析讨论并按照要求认真填写实训报告。在学习过程中，学生们要充分利用本教材，提高诊疗思维和实践能力。

本书的撰写、修订及出版得到了编委所在学校及高等教育出版社的大力支持，在此表示衷心的感谢。各位编委及编写秘书在收集资料、撰写文稿、制作插图、统筹整理等方面付出了很多心血，谨在本书出版之际，表示诚挚的谢意！

本书在撰写过程中，疏漏在所难免，望各位同道和读者提出宝贵意见，以利于再版时修订完善。希望通过本教材的广泛应用，为呵护人类眼健康培养更多优秀人才，为中国眼视光事业的蓬勃发展贡献绵薄之力。

蒋 沁 兰长骏

2022 年 11 月

目录

第一章

眼部常规基础检查

 学习目标

1. 掌握远、近视力检查方法。
2. 掌握裂隙灯的基本检查方法。
3. 掌握检眼镜的使用方法。
4. 掌握眼科临床常用的眼压检查方法。

第一节 视 力 检 查

一、适应证

1. 眼科就诊及其他科室要求会诊的被检者。
2. 健康体检者。

二、禁忌证

1. 全身状况不允许的被检者。
2. 因精神或智力状态不能配合的被检者。

三、操作前准备

1. 被检者准备　取坐位并告知测试目的、操作过程及注意事项。

2. 环境准备　视力表可选用对数视力表、国际标准视力表、近视力表。视表的 1.0 行应与被检眼同高。视力表的照明应均匀，无眩光，可采用自然照明。如用人工照明，照明强度为 $300 \sim 500$ lx。

3. 操作人员准备　仪表端庄，热情、主动、认真地接待被检者。

4. 材料准备　国际标准远视力表（图 1-1-1）、耶格（Jaeger）近视力表（图 1-1-2）、对数视力表、遮眼板、小孔镜、指示棒。

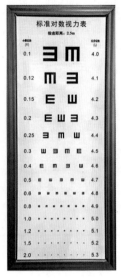
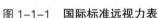

图 1-1-1　国际标准远视力表

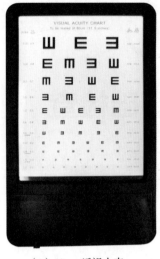
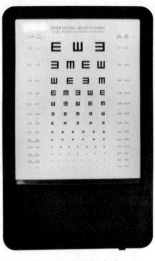

（1）40 cm 近视力表　　（2）80 cm 近视力表

图 1-1-2　耶格近视力表

四、操作步骤

（一）远视力检查

1. 被检者距视力表 5 m，视力表的 1.0 行与被检者的眼睛位于同一高度，两眼分别检查，先遮盖一眼（一般先右后左，先裸眼视力后矫正视力），检查时，另一眼须用遮眼板完全遮住，勿压迫眼球。如被检者已戴眼镜，应检查和记录裸眼视力及戴镜矫正视力。

2. 检查者由上而下指点视标，被检者指出视标 E 字的缺口方向，逐行检查。被检者由最上行开始辨认，由大到小，逐级辨认至较小指标，直至能辨认清楚的最小行视标。每个视标辨认时间不超过 5 s。对于视力尚佳的被检者可酌情从较小视标开始。

3. 被检者若仅能辨认最大行"0.1"行 E 字缺口方向，就记录视力为"0.1"；若能辨认"0.2"行 E 字缺口方向，就记录视力为"0.2"；以此类推。能辨认"1.0"或更小行视标者，即为正常视力。倘若被检者对于某行视标部分能够辨认，部分无法明确辨认，如"0.8"行有 3 个视标无法辨认，则记录为"0.8-3"；如只能辨认 3 个视标，则记录为"0.7+3"，以此类推。0.1 ~ 0.4 行若有 1 个视标辨认不清则记录为上一行的视力。0.5 ~ 0.8 行若出现 2 个以上错误即记为上一行视力。1.0 ~ 1.2 行每行只允许辨错 2 个，1.5 行以上每行允许辨错 3 个。

4. 如被检者在 5 m 处最大的视标不能识别，嘱其逐步向视力表走近，直到识别"0.1"行的视标为止。记录公式：视力 = 被检查者所在的距离（m）/5（m）×0.1。例如：在 3 m 处能够辨认出 0.1 行视标，则记录为"0.06"（3/5×0.1=0.06）。

5. 如至视力表 1 m 处，仍不能识别最大的视标，嘱被检者背光，检查者伸出不同数目的手指，距离从 1 m 开始，逐渐移近到能辨认为止，记录该距离，如"指数 /30 cm"。

6. 如指数在 5 cm 处仍不能识别，则检查者在被检者眼前轻轻摆动手，辨认是否有手在眼前晃动，记录能看清手动的最远距离。如患者能看到 10 cm 处手动，记录该距离，如

"手动 /20 cm"或"HM/10 cm"。

7. 如眼前手动不能识别，应检测被检者该眼有无光感。检查应在暗室内进行，先遮盖非测试眼至不透光，在暗室中用烛光或手电光在测试眼前方时亮时灭，测试被检者能否感觉光亮。测试距离要从 5 m 处开始，逐渐前移光源，直至能够辨认光感的最远距离，记录"光感 / 距离"。对于有光感者，须检查光定位，以了解视网膜功能。嘱被检眼注视前方，光源在被检眼 1 m 处，分别于上、中、下，颞侧上、中、下和鼻侧上、中、下 9 个方位检查，用"+""–"记录光定位的准确与否。如测试感觉不到光亮，则记录"无光感"。

（二）近视力检查

1. 将近视力表放在被检者眼前 30 cm 处，找出被检者在 30 cm 处能正确辨认的最小字号（同远视力检查）。正常近视力为 30 cm 能看到 1 号字或 1.0，记录为 J1 或 1.0。

2. 如果被检者在 30 cm 处不能辨认 1 号字或 1.0，则嘱被检者手持视力表向前移动，找出能看到的最小字号，并记录下实际距离。例如，被检者在 50 cm 处能看到的最小字号为 2，则其近视力记录为 J2/50 cm。

（三）婴幼儿视力检查

1. 遮盖厌恶试验　父母一方将患儿抱坐膝上，分别单眼进行遮盖。若患儿无异常表现，则被遮盖眼为视力较差眼。反之，若患儿表现烦躁、哭闹或用手推开遮挡物，则被遮盖眼为视力好眼。若分别单眼遮盖后，患儿厌恶表现不明显，则双眼视力接近。

2. 追随视物试验　取点光源或眼前移动光源为目标，若婴幼儿双眼或头能追随转动，表明患儿至少具备眼前光感或指数视力。对可疑双眼视力丧失患儿，检查者可用一物体佯做打击眼球的动作，观察婴幼儿有无表情变化或瞬目反应。

3. 注视反应试验　检查者右手拿玩具活动，左手固定患儿头部并以左手拇指分别挡住婴幼儿单眼。观察对侧眼是否跟随注视眼前的活动玩具。若非遮挡眼无法跟随注视，需散瞳做眼底及屈光检查。

4. 视动性眼球震颤试验　父母一方将患儿抱坐在视鼓前，视鼓上有不同空间频率的条纹，通过转动视鼓，观察患儿是否产生眼球震颤。

5. 光照试验　分别遮盖患儿单眼，检查者将手电筒快速移动至患儿非遮盖眼眼前瞳孔区后迅速移走，反复多次，若患儿非遮盖眼出现反射性瞬目动作为正常。

6. 眼球运动　在患儿眼正前方，分别向上、下、左、右慢速移动手电筒。若患儿双眼同时注视光源并追随同时、同方向平稳运动，且角膜映光点位于瞳孔正中央，则表示视力正常。反之，患儿若无法注视追随光源运动，表示视力异常。

7. 优选注视法　以大的灰色纸作为屏幕，置于患儿前方和两侧，中央开一窥视孔，在窥视孔两侧距窥视孔约 17 cm 处各开一个 9 cm 的图像呈现孔，屏幕后有一转轮，放置两个图形分别为均匀灰色图像和黑白相间条纹的卡片，随机在一侧呈现条栅，另一侧呈现灰色卡片。父母一方将患儿抱坐腿上距窥视孔 31 cm，固定患儿头部。检查者由幕后经窥视孔观察并记录患儿的注视反应。每画面做 10 次测试。如果患儿在 30 s 内注视黑白条纹视标的时间达到 75% 以上，就认为患儿能识别黑白条纹视标，即患儿的视力达到该视标的视力值，此时更换空间频率更高的视标再次检查直到查出最好视力为止。

8. 视觉诱发电位　检查在屏蔽隔离暗室中进行。刺激源为电视反转棋盘图像或反转黑白条方波光栅。放置电极前剪净局部头发、涂电极胶。作用电极一般安放在患儿枕骨粗隆上 2 cm 处。地电极置于额正中，参考电极置于右耳垂。当反转频率不变，而空间频率逐步增加，即棋盘格逐步变小时，可见 P100 波逐步变小，当棋盘小到某一空间频率至视觉诱发电位记录不到时，称为视力的阈值。根据其前一档的空间频率推算出单眼或双眼的斯内伦（Snellen）视力值。例如，30 周 / 度相当于 20/20 或 1.0，10 周 / 度相当于 20/50 或 0.4，3 周 / 度相当于 20/400 或 0.05。

五、注意事项

1. 如果检查室的最大距离小于 5 m，采用反光镜法检查视力。将视力表置于被检者座位的后上方，于视力表对面 2.5 m 处放一平面镜，嘱被检者注视镜内所见的视力表来检查远视力。

2. 每个字母辨认时间为 2 ~ 3 s，最长不超过 5 s。

3. 非被检眼遮盖要完全，但不要压迫眼球。

4. 对于裸眼视力小于 1.0 而且没有矫正眼镜的被检者，应加针孔板后再查小孔视力。

5. 检查时被检者头位要正，不能歪头用另一只眼偷看，不能眯眼。

6. 视力检查是心理物理检查，评价结果时应当谨慎。

7. 检查过程中须防止被检者背诵视力表而形成伪视力。

8. 婴幼儿视力检查首先应双眼进行，待其配合度增加后再行单眼检查。

9. 优选注视法适用于 18 月龄以下婴幼儿，年长患儿注意力不够集中，检查结果参考性低。

10. 视动性眼球震颤试验因患儿难以长时间注视视标，而未能成功诱发出视动性眼球震颤，仍需行其他婴幼儿视力检查法以进一步确认。此法不适用于存在眼球运动障碍的患儿行视力检查。

第二节　眼前节检查

一、裂隙灯检查

（一）裂隙灯的基本结构
裂隙灯的结构主要包括照明系统和显微系统（图 1-2-1、图 1-2-2）。

（二）适应证
眼科就诊及其他科室要求会诊的被检者及健康体检者。

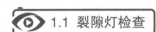
1.1 裂隙灯检查

（三）禁忌证
全身状况不允许坐位的被检者及因精神或智力状态不能配合的被检者。

（四）操作前准备
1. 仪器准备　检查仪器是否接通电源；照明系统灯泡是否提供照明，调整裂隙，观看裂隙像开合是否均匀；操作滑台上的手柄，判断前后左右移动是否灵活，检查共焦、共轴是否良好；检查开始前需对大颌托和额托进行消毒。

2. 环境及材料准备　保证检查室光线昏暗。裂隙灯工作滑台上需备有消毒酒精棉球

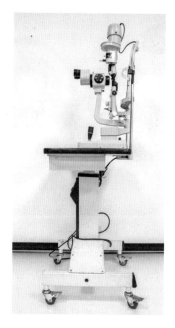

图 1-2-1 裂隙灯

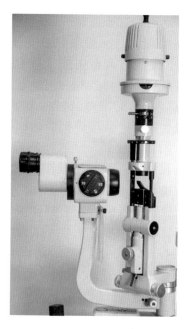

图 1-2-2 裂隙灯照明和显微系统

或棉片，并备有液体手卫生消毒物品，以备检查者检查前后进行手卫生消毒。

3. 操作者准备

（1）操作前进行手卫生消毒。

（2）调整目镜瞳距：根据个人瞳距大小调整目镜的距离。可边观察边调整，观察至双眼所看到的视野重合并不产生额外的影像，如果知道自己的瞳距，也可以对着目镜后方的刻度直接调整至相应大小。

（3）显微镜调焦：检查者如为屈光不正眼，应佩戴合适的眼镜，如未佩戴眼镜，应调节目镜的屈光度为自身的屈光不正度数，通过目镜的调节进行屈光补偿。具体方法：插入定焦棒，闭左眼，转动右眼目镜的视度环，直至在定焦棒上看到最清晰的裂隙像为止，同法调整左眼目镜的焦点。注意使用完毕后需恢复视度环至 0 位，以便他人使用。

（4）其他注意事项：检查前需告知被检者本次检查的目的及可能带来的不适，有部分被检者畏光明显，检查过程中不配合，可适当给予鼓励与肯定，尽量争取被检者的理解与配合。实在无法配合者可暂停检查，待其有所缓解后再继续进行。

4. 被检者准备

（1）调整座椅的高度或座椅与裂隙灯的距离，结合裂隙灯的高度，采取舒适的体位。幼儿可坐于或跪在家属腿上，儿童可采取站位，过于肥胖或高大者可将座椅后移上身前倾。

（2）佩戴眼镜者需摘下眼镜。

（3）检查过程准备：下颌放在下颌托凹槽中，保证下颌抵住下颌托前凸起的小挡板，同时前额紧贴额托，调整下颌架及检查台的高度，使下颌托架纵杆的黑色参考标记线位于被检眼睑裂水平位置。根据检查者提示上下左右转动眼球配合检查。

（五）操作步骤

1. 仪器开启及相应调整　被检者下颌抵住下颌托前凸起的小挡板同时前额紧贴额托，

头部固定不动后，打开电源，开启仪器，调整裂隙灯亮度旋钮，一般裂隙灯亮度分高、中、低三挡，常规可调至中挡，对于特别畏光者可调至低挡（图1-2-3）。调整下颌托高度，使裂隙灯发出光带对准被检者鼻根部，按照先右眼后左眼、从眼表到眼内，即从前往后的顺序进行检查。

2. 仪器操作　一般双手操作裂隙灯，右手半握拳放松状态下抓住滑台上面的操纵摇杆，通过推拉动作可前后左右移动裂隙灯显微镜，通过旋转手柄可上下移动裂隙灯显微

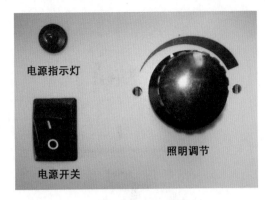

图1-2-3　裂隙灯电源和亮度调节开关

镜（图1-2-4，图1-2-5）。右手调整操纵摇杆的同时，左手置于裂隙灯照明部分的调整裂隙光带的旋钮处，通过上旋和下旋旋钮，调整发出裂隙光带的宽窄和明亮，同时旋钮固定不动时，通过前推后拉此旋钮可调整裂隙灯照明系统的入射角度，根据检查需要选择合适的照明角度，必要时可辅助开睑或翻转眼睑（图1-2-6）。如需要高倍率下精细观察，可调整观察系统上的倍率旋钮，调整至相应的放大倍率下观察（图1-2-7）。

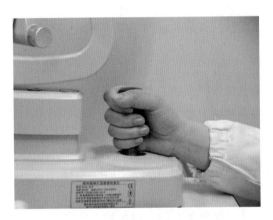

图1-2-4　裂隙灯操纵摇杆的错误示范

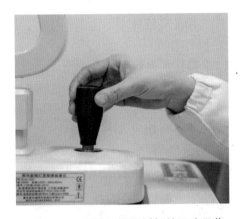

图1-2-5　裂隙灯操纵摇杆的正确示范

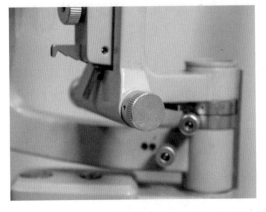

图1-2-6　裂隙灯调整裂隙宽窄和角度旋钮

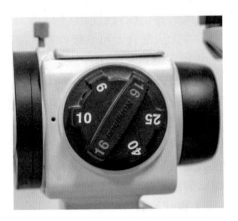

图1-2-7　裂隙灯显微放大倍率旋钮

3. 常用检查方法　以下所有检查方法中检查者的准备、被检者的准备、仪器的准备及仪器的操作均同上所述。

（1）弥散光线照明法：可用于全面观察睑周皮肤、眼睑、睑缘、睫毛、结膜、角膜、虹膜、瞳孔、晶状体等结构的一般形态。使用要点如下。

1）调整裂隙灯灯臂与镜臂的夹角为 30°～50°。

2）光阑开大呈弥散光斑投向眼部组织，调整裂隙的宽度为宽光带，调整投照的亮度为中度到高度。

3）调整裂隙灯的放大倍率为低倍率。

（2）直接焦点照明法：最常用，是裂隙灯检查的基础方法，可详细检查病变特征及位置。其要点包括将投射光线的焦点（即光源焦点）与显微镜焦点合一，灵活调整裂隙高度和宽窄及裂隙灯柱与显微镜臂夹角（一般采用 30°～40°），同侧投射以获得良好光学切面。

1）宽光带照射：将照射光线调成 1～2 mm 较宽的光带，当光线的焦点落于不透明的组织上，如虹膜，可得到一光亮而整齐的照射区；当光线通过透明而分散光线的间质，如角膜、晶状体，可形成乳白色的光学平行六面体。

2）窄光带照射：将光带调成 0.2 mm ± 0.4 mm，此光带可较精细地观察角膜或晶状体各层的光反射带上的细小改变，对于病变的定位较宽光带明确。

（3）间接照明法：将光线照射到组织的一部分上，借着光线在组织内的分散、屈折和反射，对在被照射处附近的遮光物加以分辨，入射光线与观察线的角度大，且照明系统的投射点和显微系统的焦点不同时聚焦在同一点上，照明系统投射的光线聚焦在观察区域的附近，显微系统的焦点调节在病灶上。可应用于观察角膜上皮、虹膜、瞳孔。

（4）后部反光照明法：观察的组织通过其后方不透光组织反射的光线照亮，将投射光线的焦点照射于被检查组织后方不透明的组织上，显微焦点调整在被观察组织上。可使用中等宽的裂隙光带，中等至高倍的放大倍率。包括以下 3 种。

1）虹膜后部反光照射：将适度的裂隙光带以 45° 角投射于虹膜表面，显微镜焦点落在角膜上。可通过来自虹膜的反光增强透明角膜上细微病变的观察。

2）视网膜后部反光照射：被检查眼需在散瞳状态下，将适度的裂隙光带以非常靠近显微镜轴的角度偏心地投射于瞳孔缘内侧，可通过来自眼底的视网膜橙红色反光增强角膜和晶状体的观察。

3）虹膜透照：被检查眼需在不散瞳状态，将符合或小于瞳孔尺寸的裂隙光带以非常靠近显微镜轴的角度投射于瞳孔区，来自眼底的橙红色反光通过虹膜组织的投射显示出虹膜萎缩或发育不全。

（5）镜面反光照明法：光线照射在角膜或晶状体前后表面上形成镜面反光区，利用该镜面反光区观察该处组织。如入射光线自角膜进入房水时，可利用角膜内皮的反射在高倍率下观察角膜内皮；入射光线自房水进入晶状体时，可利用晶状体前囊膜的镜面反光观察前囊膜；入射光线自晶状体进入玻璃体时，可利用后囊膜上形成的镜面反射观察后囊膜。

（6）角巩膜缘分光照明法：入射光线聚焦在角巩膜缘，利用光线通过角膜组织的分散、屈折和反射现象观察角膜上的病灶。

（7）过滤照明法（滤光片旋钮见图 1-2-8）

1）钴蓝光片：荧光素钠染色下观察角膜病灶，或通过溪流实验检查角膜裂伤、青光眼术后切口是否渗漏；还可用于 Goldman 压平眼压计测量眼压；RGP 镜片配适度评估。（钴蓝光过滤照明下观察角膜裂伤口见图 1-2-9。）

溪流实验：1～1.5 mg 荧光素钠眼科检测试纸条头部蘸湿部分轻轻接触受试者结膜囊后，轻压眼球，在裂隙灯显微镜下观察创口是否有黄绿色流线，明确创口是否漏水。

2）绿光片：可以滤过红光，便于观察视网膜的血管走行和视神经纤维层分布，便于区分前房的炎症细胞和血细胞。

临床中常以上多种照明方法联合应用。裂隙灯可以常规进行眼前段检查，配合房角镜可以进行房角检查，配合压平眼压计可以测量眼压，还可以配合前置镜、三面镜进行玻璃体和眼底检查。

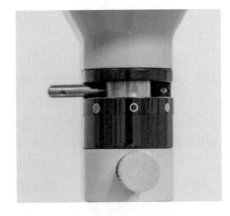

图 1-2-8　裂隙灯显微滤光片旋钮

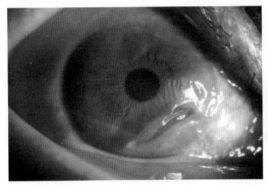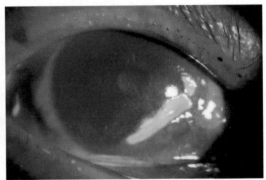

图 1-2-9　钴蓝光过滤照明下角膜裂伤

（六）注意事项

1. 检查结膜、角膜、巩膜时，裂隙灯柱与显微镜臂的夹角一般为 40°。检查前房、晶状体和前部玻璃体时，夹角应小于 30°。检查后部玻璃体和眼底时，除需加用前置镜或三面镜等辅助设备外，夹角应调为 10° 或更小。

2. 检查时，应综合使用裂隙灯显微镜的几种不同使用方法，以免遗漏病变的细微改变。

3. 检查时检查者动作应轻柔，右手轻握裂隙灯操纵摇杆，左手调整裂隙光的宽窄，对于畏光明显、配合不佳的被检者，左手可轻轻上提或下拉上下眼睑，也可用拇指和食指同时向上向下撑开上下眼睑，注意操作中语言通俗易懂，态度亲切柔和。

4. 注意裂隙灯显微镜的维护和保养，使用后及时关闭照明开关及电源，并使用防尘布罩，保持检查房间干燥整洁。

二、眼前节照相

（一）裂隙灯眼前节照相系统的基本结构

裂隙灯眼前节照相系统利用摄影或摄像接口，接上光学适配器，将图像导入CCD，经放大和A/D转换后变换成数字化图像，存入计算机内存。包括裂隙灯和成像系统（图1-2-10）。

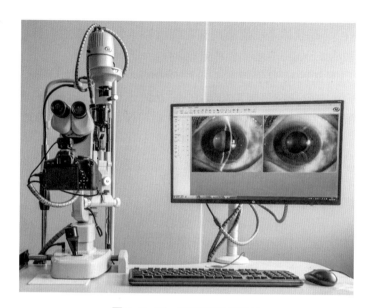

图1-2-10 眼前节照相系统

（二）适应证

1. 眼科就诊及其他科室要求会诊的被检者。
2. 健康体检者。

（三）禁忌证

1. 全身状况不允许坐位的被检者。
2. 因精神或智力状态不能配合的被检者。

（四）操作前准备

1. 确定工作距离，检查者及被检者准备同裂隙灯检查。
2. 视差调整：定焦棒，调整视差直到清晰地看到裂隙下双十字聚焦，双十字清晰。

（五）操作步骤

操作同裂隙灯使用方法，综合使用裂隙灯显微镜的几种不同使用方法，确定好所观察组织准备留取图像时，按下操作滑台上调节裂隙灯升降把手的顶端按钮，即可获取图片。眼前节照相系统拍照按钮见图1-2-11。

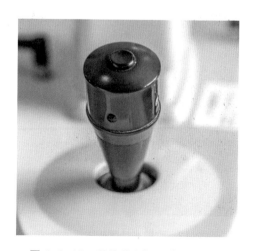

图1-2-11 眼前节照相系统拍照按钮

常用照明方法下可获取的各种典型图像如下。

1. 弥散光线照明法　可用于拍摄眼睑皮肤、睑缘、睫毛、睑结膜、球结膜充血状况、角膜病变、前房积脓、前房积血、虹膜（虹膜缺损、虹膜角膜内皮综合征的虹膜萎缩）、晶状体混浊、过熟期白内障、先天性白内障、晶状体半脱位、荧光素+钴蓝滤光片（单纯疱疹性角膜炎）（图1-2-12）。

2. 直接焦点照明法的宽光带照射　可用于拍摄角膜病变、角膜营养不良、角膜基质层病变、角膜后沉着物（keratic precipitates，KP，如色素播散综合征的色素性KP、虹膜睫状体炎的灰白KP）、晶状体（前囊表面的色素沉着、囊膜剥脱综合征、前囊膜的青光眼斑）、虹膜（新生血管）、前房的玻璃体或硅油颗粒（图1-2-13）。

3. 直接焦点照明法的窄光带照射　可用于拍摄角膜（角膜异物、盘状角膜炎的角膜基质水肿、Terrien边缘变性、圆锥角膜）、晶状体（皮质性白内障、核性白内障），判断前房深度、虹膜表面弯曲度（瞳孔膜闭合导致的虹膜膨隆、周边虹膜反向膨隆）等（图1-2-14）。

4. 后部反光照明法　可用于拍摄角膜营养不良、晶状体皮质的楔形混浊、人工晶状体的位置及前囊口形态、后发性白内障、后发性白内障YAG激光后、白化病的虹膜萎缩、葡萄膜炎的虹膜萎缩等（图1-2-15）。

5. 间接照明法　可用于拍摄角膜新生血管翳、角膜带状变性等（图1-2-16）。

6. 镜面反光照明法　可用于拍摄角膜内皮（角膜内皮营养不良）等（图1-2-17）。

（六）注意事项

1. 检查前仔细核对被检者姓名、眼别，严格执行查对制度。检查前先向其说明注意事项，以取得配合。

2. 检查结膜、角膜、巩膜时，裂隙灯柱与显微镜臂的夹角一般为40°。检查前房、晶状体和前部玻璃体时，夹角应小于30°。

3. 检查时，应综合使用裂隙灯显微镜的几种不同使用方法和倍率，以免遗漏病变的细微改变。小病灶可使用大倍率，大病灶可使用小倍率。

4. 检查时检查者应动作轻柔，语言通俗易懂，态度亲切柔和。佩戴绷带镜的被检者，

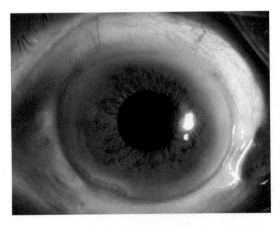

图1-2-12　弥散光线照明法观察睑缘、球结膜、角膜、虹膜、瞳孔

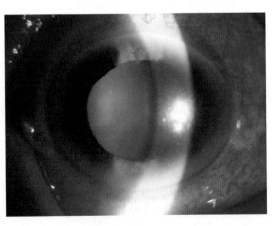

图1-2-13　直接焦点照明法的宽光带照射观察晶状体前囊膜表面的色素沉着

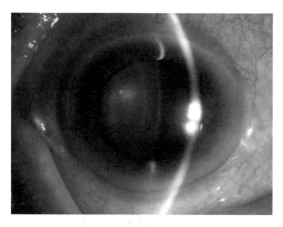

图 1-2-14　直接焦点照明法的窄光带照射观察前房深度、晶状体混浊程度

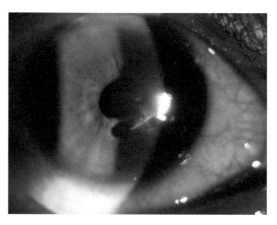

图 1-2-15　后部反光照明法观察角膜裂伤口

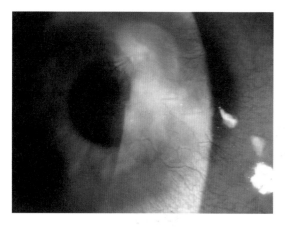

图 1-2-16　间接照明法观察角膜新生血管翳

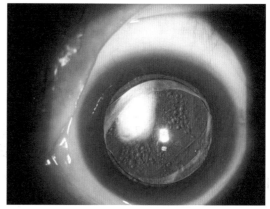

图 1-2-17　镜面反光照明法观察晶状体后囊膜混浊

不做荧光素钠染色，不可用力扒眼睑，防止镜片脱落；外伤眼球破裂的患者，严禁挤压眼球，防止内容物脱出；传染性疾病需严格消毒，注意手卫生；泪道植管者，拍摄过程中不可用力扒开上下眼睑；白内障术前拍照，需散瞳后拍摄（散瞳前注意眼压是否正常，防止诱发急性闭角型青光眼发作）。

5. 注意眼前段照相仪器的维护和保养，使用后及时关闭照明开关及电源，并使用防尘布罩，保持检查房间干燥整洁。

第三节　眼底检查

一、直接检眼镜

（一）直接检眼镜的基本构造

直接检眼镜的结构主要包括照明系统和观测系统（图 1-3-1），各部分名称如图

1-3-2所示。

（二）适应证

眼底病变者及健康体检者。

（三）禁忌证

1. 屈光间质明显混浊者。

2. 不能配合者。

3. 急性结膜炎患者不宜检查。

（四）操作步骤

1. 采取三左三右方法。检查右眼时，检查者站在被检者的右侧，右手持镜，用右眼观察；检查左眼时，则站在被检者的左侧，左手持镜，用左眼观察。

2. 检查者调整座椅高度，使被检者的眼睛略低于检查者眼睛的位置。

3. 被检者取舒适坐姿，头微上抬，指导其看远处非调节视标。

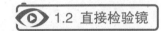

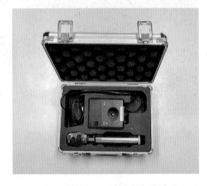

图1-3-1 **直接检眼镜**

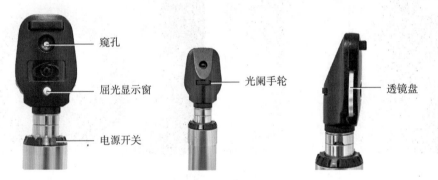

图1-3-2 **直接检眼镜各部分的名称**

窥孔

屈光显示窗

电源开关

光阑手轮

透镜盘

4. 检查者一手持检眼镜，将检眼镜紧贴鼻梁近内眦或额头（调整在适合自己的最佳位置），示指放在检眼镜透镜转盘上，以便随时调整屈光度，其余的手指握住镜柄；另一手固定被检者的头部及上睑。根据被检者瞳孔的大小及观察目的，选择不同光阑，光阑旋钮分为小光圈、大光圈、刻度光圈、裂隙光与蓝色光。其中小光圈用于小瞳孔，大光圈用于大瞳孔，刻度光圈用于测量病变大小，裂隙光用于观察病变深度，蓝色光用于荧光染色（图1-3-3）。

5. 透照法检查。距被检眼10 cm处，与视线成15°夹角，将检眼镜透镜盘拨到+8D～+10D，上下前后移动30°观察检查眼的屈光介质有无混浊。将检眼镜灯光射入瞳孔，如瞳孔区呈均匀一致的橙红色反光则表明屈光间质无混浊，如在橙红色反光中出现黑影则屈光间质有混浊。如瞳孔

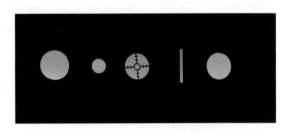

图1-3-3 **照明系统不同光阑**

呈黑色或暗红色，光线完全不能射入则为晶状体混浊或玻璃体积血。检查屈光间质混浊的部位：嘱被检者眼球上、下、左、右转动，如为顺动（黑影移动的方向与眼球移动的方向一致），表明混浊位于晶状体前方；如为逆动（黑影移动的方向与眼球移动的方向相反），表明混浊位于晶状体后方；如不动则混浊位于晶状体。

6. 缓慢减少透镜度数，慢慢靠近被检眼，直到检查者拿着检眼镜的手接触被检者的脸，以不触及睫毛为度，调整透镜转盘，继续减少正度数，直到聚焦到被检者眼底，眼底清晰可见。

（1）先检查视盘：包括盘沿、边缘、视杯的大小及深度；并确定杯盘比（C/D）、有无近视弧形斑等。还要确认静脉从视杯出来时是否有搏动现象，正常视盘略呈椭圆形，边界清楚，淡红色，颞侧色泽较鼻侧略淡。中央有一色泽较淡的漏斗形生理凹陷。

（2）再查血管及视网膜：光阑调至无赤滤光镜，观察血管有无先天异常，动静脉直径比（A/V，正常为 2：3），有无视盘血管搏动，视网膜睫状血管等；观察视网膜：从视盘顺着血管向上方、鼻侧、下方和颞侧移动，观察眼底周边部的特点，有无渗出、出血、色素、瘢痕、豹纹状改变、视网膜脱离等。

（3）最后查黄斑：光阑旋钮调至小光圈，观察中心光反射是否存在，亮度色泽如何，有无水肿、出血、裂孔、瘢痕机化物等。

7. 认真核对及时记录检查结果。告知被检者注意事项及随访时间。

8. 询问被检者检查后有无不适，如有不适应及时处理。耐心解答被检者的疑惑。

9. 整理及清洁用物，及时关闭电源，物归原处。

（五）注意事项

1. 一般先检查右眼再检查左眼，或者先检查患眼再检查对侧眼。

2. 检查眼底应逐个象限依次检查，以避免遗漏。

3. 即使单眼发病也要进行双眼眼底检查。

4. 眼底检查需要在暗室中进行，小瞳孔可检查眼底后极部，如需详细检查周边眼底，应先行瞳孔散大。对于闭角型青光眼或浅前房者，散瞳应谨慎，检查完毕应及时缩小瞳孔。

5. 对于患有感染性眼表疾病的患者，如急性结膜炎、化脓性角膜炎，一般不行该项检查。

6. 对于高度屈光不正者，直接检眼镜检查较为困难，可应用间接检眼镜进行检查。

7. 直接检眼镜观察范围有限，若要仔细观察周边眼底情况，被检者应配合转动眼球，也可结合间接检眼镜检查。

8. 检查结束时，应将检眼镜的转盘旋转到 0 处，以免转盘上的镜片受到污染。

（六）记录方法

常规先记录右眼后记录左眼（表 1-3-1），观察项目：屈光间质、视盘边界、视盘颜色、杯盘比（水平、垂直方向）、视网膜血管（包括动静脉比、有无视网膜静脉充盈）、黄斑（有无中心凹反光）。记录内容以眼底解剖结构为基础，对视盘、视网膜血管、黄斑进行描述（图 1-3-4），以视盘和血管直径来描述病变大小，以屈光度描述病变隆起高度。

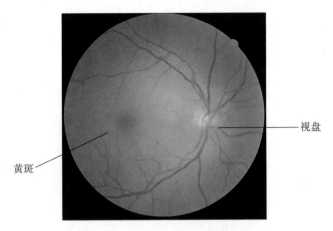

视盘

黄斑

图 1-3-4　正常眼底照片

表 1-3-1　眼底检查记录表

	右眼（OD）	左眼（OS）
屈光间质		
杯盘比		
视盘颜色		
视盘边界		
视网膜血管		
黄斑		

二、间接检眼镜

（一）间接检眼镜的基本构造

1. 照明系统　由照明灯泡（一般为 6 V/15 W）、暗箱、平面反光镜组成。

2. 目镜　为 +2.00D ~ +2.50D 的透镜，配装有光圈调节杆、滤光调节杆、瞳距调节旋钮、照明角调节旋钮，可调节光圈大小、选择滤光片、调节瞳距及照明角。

3. 棱镜　通过物镜呈现的眼底像经过两平面镜分别反射到两个棱镜中，经曲折后进入双眼，帮助产生立体像。

4. 物镜　为非球面双凸透镜，屈光度 20D。

5. 示教镜　在暗箱前可装一个三角形示教镜，除检查者外，可有 1 ~ 2 位医生通过示教镜同时观察同一目标。

6. 附件

（1）巩膜压迫器：压迫巩膜的辅助器材。

（2）头盔：用于固定、支撑照明系统和目镜于头部，可根据检查者头围的大小调节。

（3）变压器：用低压变压器将市电网的 220 V 电压降为 6~7.5 V，其上设有电源开关、光亮度调节转盘，连有电线插头（图 1-3-5）。

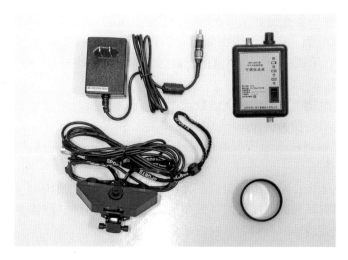

图 1-3-5　间接检眼镜及其附件

（二）适应证

眼底病变者及健康体检者。

（三）禁忌证

1. 屈光间质明显混浊者。

2. 不能配合者。

3. 急性结膜炎患者不宜检查。

（四）操作步骤

1. 在暗室中，被检者双眼瞳孔充分散大后平卧于检查台或倾斜躺于坐椅上，检查者站立于检查台的床头方位，检查者与被检者双方可均采取坐位，面对面检查眼底。

2. 检查者接通电源，开启电源开关，调节光亮度调节转盘选择合适照明亮度，一般开始先用较弱的光线观察，看清角膜、晶状体及玻璃体，然后将光线直接射入被检眼的瞳孔。

3. 一般用 +20D 物镜置于被检眼前 5 cm 处，物镜的凸面面向检查者，检查者以左手持物镜，持物镜的左手环指协助打开被检者的上睑，并固定于眶缘，另一手的中指在不持巩膜压迫器时，可辅助拉开下眼睑，使角膜、瞳孔充分暴露，便可开始检查。拉开眼睑时力量要适中，既要有效地开睑便于检查，又要轻柔，以避免引起被检者眼睑疼痛，无法配合检查，被检眼、物镜及检查者头部固定不动。

4. 当看到视盘及黄斑时再将物镜向检查者方向移动，在被检眼前 5 cm 处可清晰见到视盘及黄斑部的立体倒像。

5. 检查眼底其余部分时，应使被检者能上、下、左、右转动眼球配合检查，检查者围绕被检者的头部移动位置，手持的物镜及检查者的头部也随之移动。

6. 检查眼底的远周边部时，则必须结合巩膜压迫法，金属巩膜压迫器戴在检查者右手的中指或示指上，将压迫器的头部置于被检眼相应的眼睑外面，必要时可表面麻醉后，从结膜囊内进行检查。

7. 操作时应使检查者的视线与双目间接检眼镜的照明光线、物镜的焦点、被检眼、压迫器的头部保持在一条直线上，检查时应注意随时嘱被检者闭合眼睑以湿润角膜。

8. 检查后关闭电源，松解头带，如装有示教镜，拆除示教镜后，放入双目间接检眼镜专用箱内，物镜、示教镜装入专用盒内，避热放置，嘱被检查者闭眼休息。

（五）注意事项

1. 由于间接检眼镜所见图像放大倍数较小，因而不易发现细微病变。

2. 检查时所见眼底像为倒像。

3. 散瞳前需了解被检者眼压、前房深浅、房角的宽窄。对于浅前房者和闭角型青光眼的患者，散瞳需谨慎。

4. 检查时避免强光长时间照射黄斑部，以免引起黄斑部光损伤。

5. 使用物镜时将其表面弧度大的一面向上。否则反光过强，图像变形扭曲。

6. 注意保持物镜清洁，否则会影响成像效果。

（六）记录方法

方法同直接检眼镜。

三、前置镜

（一）前置镜的基本构造

前置镜的结构主要包括双凸透镜和镜身。前置镜按照镜片屈光力可分有 +78D、+90D 和 120D 不同类型（图 1-3-6）。一般屈光力数值越大，放大倍率越低，但可见范围越大。

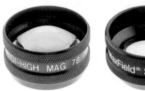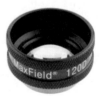

图 1-3-6　不同类型的前置镜

（二）适应证

眼底病变者及健康体检者。

（三）禁忌证

1. 屈光间质明显混浊者。

2. 不能配合者。

3. 急性结膜炎患者不宜检查。

（四）操作步骤

1. 核对被检者信息，向其说明情况，以取得配合。

2. 使用裂隙灯前，应使用 75% 乙醇棉片消毒下颌托及额托，调整被检者和自己的坐椅及裂隙灯、下颌托的高度。

3. 嘱被检者坐在裂隙灯前，下颌放在下颌托上，头靠在额托上固定头部。

4. 检查者左手的拇指及示指持前置镜，中指用来分开被检者的眼睑，将前置镜放在被检者眼前约 10 mm 处，右手握持裂隙灯手柄。

5. 调整裂隙灯的光线。一般情况下，显微镜的光轴与照明系统的光轴可同置于 0° 上，裂隙宽 1 ~ 2 mm，前置镜较凸的一面朝向检查者，中心应对准被检眼的瞳孔，并尽量保持前置镜的光轴与被检眼的光轴一致。

6. 通过裂隙灯看清被检者角膜后，缓慢向前移动裂隙灯旋转手柄，直至看见橘红色的眼底像。此时看到的影像为倒像，即上下、左右位置互换。如果需要检查眼底周边部分，可嘱被检者转动眼球。

7. 检查完毕，嘱被检者闭眼休息。

（五）注意事项

1. 对于浅前房者，散瞳时要格外谨慎，避免闭角型青光眼的发作。

2. 避免长时间照射被检者视网膜，同一部位不能超过 8 ~ 10 s，尤其是黄斑区。

3. 注意调整裂隙亮度和宽度，以能达到清晰观察为准，过亮可引起被检者不适而难以配合。

4. 前置镜尽量靠近角膜，以不接触被检者睫毛为准，以获得更大的观察视野。

5. 注意保持前置镜、裂隙灯、被检者瞳孔共轴。

6. 通常进行双眼检查，通过双眼对照，更易发现病变。

7. 检查时所见眼底像为倒像，记录方法同直接检眼镜。

四、眼底照相

（一）眼底照相设备的基本构造

眼底照相设备主要包括眼底照相机（主要包括照明系统和观察系统）、电脑主机及显示屏（图 1-3-7）。

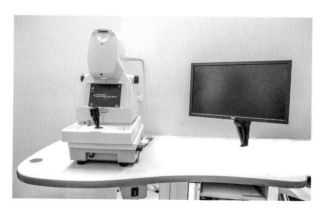

图 1-3-7　眼底照相设备

（二）适应证

眼底病变者及健康体检者。

（三）禁忌证

1. 全身情况不允许取坐位接受检查者。

2. 年龄较小不能配合检查的儿童。

3. 有精神疾病无法理解及配合检查者。

（四）操作步骤

1. 核对被检者姓名、年龄、检查项目及眼别，查看病历，了解病史及本次检查目的。

2. 插电源，开主机、电脑、照相机、打印机开关。

3. 输入被检者资料。

4. 使用 75% 乙醇棉片消毒下颌托及额托。嘱被检者坐于眼底照相机前，调整至舒适坐姿，固定头部，头位正，双眼同时睁开，根据检查部位示意注视方向。

5. 调整下颌托、额托。

6. 检查者移动操作杆，将镜头缓慢推向被检眼，屏幕上显示最清晰眼底图像时，按拍摄键，根据病情选择拍摄方位。

7. 拍摄结束后，嘱被检者休息，打印照片（图 1-3-8）。

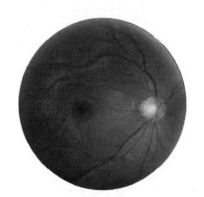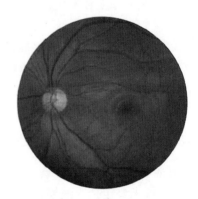

图 1-3-8　双眼正常眼底照相

8. 75% 乙醇棉片再次消毒下颌托及额托。

9. 按顺序关机，盖上镜头盖，罩上防尘罩。

（五）注意事项

1. 应将被检者头位摆正，单眼拍摄时应将黄斑区置于图像中心，视盘距边缘约 1PD 距离，并保证上下血管弓暴露在画面中；双眼拍摄时，应保证双眼视盘位于同一水平线上。按照先后极部再周边部的顺序拍摄。

2. 在操作中注意镜头的清洁度、屏幕及图像亮度的设定、镜头焦距及景深的调整、被检者眼底充分暴露无遮挡等情况，避免拍摄不清晰、曝光过度、焦距不足、位置偏移、病灶部位拍摄不完全、镜头有污点、睫毛遮挡等情况的发生。

3. 小瞳拍摄时，因强光刺激作用，另一眼会出现反射性瞳孔缩小，此时应让被检者稍闭眼休息片刻再拍摄另一眼，避免另一眼因瞳孔过小而拍摄不清。

五、广角眼底照相

（一）广角眼底照相设备的基本构造

超广角眼底成像术是以激光共聚焦扫描检影镜为基础（图 1-3-9），激光扫描系统

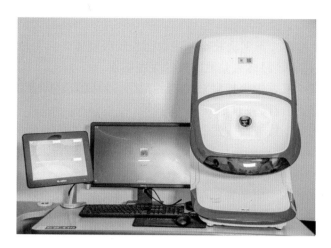

图 1-3-9　广角眼底照相设备

内部具有一个巨大的凹面双焦点椭圆形扫描镜装置，椭圆形有两个共轭焦点，根据共轭焦点原理即从一个焦点反射的光线必然通过另一个共轭焦点，将激光扫描头和被检眼分别置于两个焦点，随着激光扫描头精确而稳定地围绕共轭焦点旋转，从而实现小瞳孔（瞳孔直径 2 mm 左右）下一次性扫描可达 200° 的视网膜检查范围（为 80% 的视网膜面积）。

（二）适应证

眼底病变者及健康体检者。

（三）禁忌证

1. 全身情况不允许取坐位接受检查者。

2. 年龄较小不能配合检查的儿童。

3. 有精神疾病无法理解及配合检查者。

（四）操作步骤

1. 核对被检者姓名、年龄、检查项目及眼别。

2. 依次打开电源、电脑主机、仪器开关等，检查仪器是否正常工作。

3. 核对被检者信息，查看病历及检查单，桌面主菜单点击软件输入被检者资料。

4. 嘱被检者戴口罩，取坐位，用胶布粘贴拉开眼睑。

5. 调整位置，取下镜头盖，仪器内的红圈对准被检者的角巩膜缘。

6. 踩脚踏采集图像，选择清楚图像并调节图像色彩。

7. 打开软件—选择被检者—双击打开—左键将图片拉至报告格栏—打印（图 1-3-10）。

8. 按顺序关机，盖上镜头盖，罩上防尘罩。

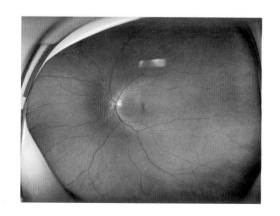

图 1-3-10　正常眼底广角眼底照相

（五）注意事项

1. 睑裂狭小的被检者 当无法获得一张大面积的眼底像时，可依次照正位和上、下、左、右四个眼位，通过转动眼球来获取完整的眼底图像。

2. 畏光的被检者 不要用手接触被检者的眼睛，让其自己睁开眼睛去感受，以适应光源的刺激，然后配合完成眼底照相。

3. 年龄较小的儿童 检查前先进行有效沟通，获得患儿的信任和配合。以故事的形式告诉患儿睁大眼睛看着前面的图标，不眨动眼睛，等绿光闪过之后会有可爱的小动物出现等，鼓励患儿坚持和配合，再给予一些奖励，如小贴画等。

4. 年龄较大的老年人 耐心交代眼底照相的必要性，并告知其眼睛转动会影响检查效果。大部分被检者均能主动配合。

第四节 眼压测量

眼压是指眼球内容物（包括晶状体、玻璃体、葡萄膜、视网膜和眼球内液体——房水和血液）作用于眼球壁上的压力。目前临床上常用的眼压测量方法包括指测法及眼压计测量法。

一、指测法

（一）适应证

无法使用仪器检查眼压者和需要了解眼压者。

⊙▷ 1.3 眼压测量

（二）禁忌证

1. 眼球开放性损伤者。

2. 结膜或角膜急性传染性或活动性炎症者。

3. 全身状况不允许或不能合作者。

4. 内眼术后早期患者。

（三）操作步骤

1. 检查时嘱被检者闭眼放松，双眼向下方注视。

2. 检查者将双手示指指腹置于被检者上睑皮肤近睑板上缘处，向眶下壁方向交替按压眼球，如此反复多次，借指腹触及眼球壁的硬度感来估计眼压的高低。

3. 初学者可触压自己的前额、鼻尖及嘴唇，粗略感受高、中、低 3 种眼压。记录时以 T_n 表示眼压正常，用 $T_{+1} \sim T_{+3}$ 表示眼压增高的程度，用 $T_{-1} \sim T_{-3}$ 表示眼压降低的程度。

（四）注意事项

1. 指压法只能粗略估计眼压的高低，而非定量测量，需要检查者有一定的临床经验。

2. 操作时按压的部位为上方眼球的巩膜处，而非角膜。

3. 交替按压眼球时用力适中，否则无法感受眼压高低的轻微变化。避免用力过大，防止对眼球造成过度压迫。

4. 同一被检者可行左右眼比较，必要时可与正常人进行比较。

二、眼压计测量法

根据与角膜是否直接接触可将眼压计分为接触型眼压计与非接触型眼压计两类，其中接触型眼压计依据设计原理的不同又分为压平式（如 Goldmam 眼压计，为眼压检测之"金标准"）、压陷式（如 Schiotz 眼压计）、回弹式和动态轮廓式眼压计；非接触型眼压计可分为非接触式眼压计、压光闪光眼压计、眼睑型眼压计等。本节将重点介绍目前眼科临床使用最多的非接触式眼压计及 Icare 回弹式眼压计。

（一）适应证

眼科就诊患者或健康体检者，需要了解眼压者。

（二）禁忌证

1. 结膜、角膜急性传染性或活动性炎症者。

2. 严重角膜上皮损伤者。

3. 眼球开放性损伤者。

4. 全身状况不允许及不能合作者。

（三）设计原理及操作步骤

1. 非接触式眼压计（non-contact tonometer，NCT） 由气流控制计时系统、注视红点与角膜顶点准直和校正系统及角膜压平监视系统三部分组成（图1-4-1）。其原理为将一逐渐增加的脉冲空气喷向角膜，直至将角膜中央压平到直径为 3.06 mm 的圆形，这一过程所需时间与眼压成线性关系，从而测算出眼压。其优点在于对角膜磨损极小，无须表面麻醉、可重复性好、操作简单。

（1）开启仪器，校正后调整被检者头位，使其角膜位于观察镜视区内（图1-4-2），一般按照先右后左顺序检查。

（2）将定位圆点移至聚焦清晰的方框正中，令被检眼注视圆点，再确认角膜位置无误后，启动按钮，测量成功后显示屏上有数值显示。

（3）连续测量 3 次，取平均值。也可选择自动测量模式。

（4）关闭非接触式眼压计。

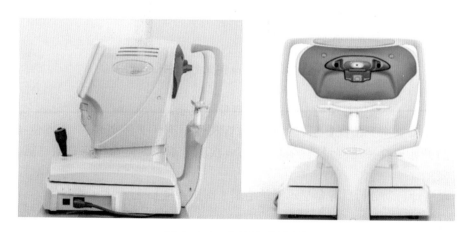

图 1-4-1 非接触式眼压计

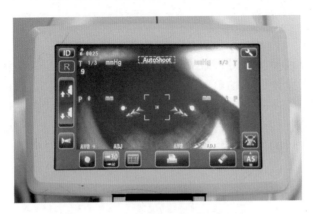

图 1-4-2　非接触式眼压计显示屏

2. Icare 回弹式眼压计　又称动态眼压计或撞击眼压计，是运用磁性回弹原理设计而成，即探针插入眼压计后被磁化，产生 N/S 极，仪器内螺线管瞬时电流（持续约 30 ms）产生瞬时磁场，使磁化的探针撞击角膜前表面、减速、回弹，后将整合信息转换成眼压读数（图 1-4-3）。其具有测量快捷、携带方便、无须开大睑裂、坐卧位均可测量、可重复性好等优势，可以良好地完成特殊病例如角膜溃疡、角膜移植术后等眼压的测量。

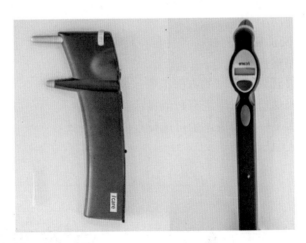

图 1-4-3　Icare 回弹式眼压计

（1）被检者可取坐位并注视正前方，保持身体放松。

（2）检查者更换无菌探针后，调整支撑杆长度至测压头距离角膜 12 点位 4～8 mm，读数复零后开始连续按压测量键，如果连续 6 次测量成功，眼压计将自动鸣笛，即测量结束。

（3）眼压计自动分析后屏幕显示测量结果（图 1-4-4），检查者记录数值。

（四）注意事项

1. 非接触式眼压计测量前告知被检者放松紧张情绪，同时可先以手指在气孔前体会气流强度。

2. 非接触式眼压计测量时如出现眼球位置移动、被检者眨眼、注视困难、泪液过多、数据相差过大等情况，应重新测量。

3. 辅助分开眼睑时，切忌对眼球施压，否则会影响测量数值的准确性。

4. 非接触式眼压计测量值受中央角膜厚度影响，测量值小于 1.08 kPa（8 mmHg）或超过 5.36 kPa（40 mmHg）时，准确度较低。

5. 使用 Icare 眼压计测量时需注意每次测量更换一次性探针。

6. 使用 Icare 眼压计测量时注意探针不能偏心、倾斜，要求探针与角膜顶点切线垂直，以减少误差。

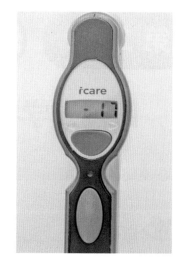

图 1-4-4　Icare 回弹式眼压计显示屏

 思考题

1. 裂隙灯的常规使用方法有哪几种？
2. 裂隙灯后部照明法常用于哪些疾病的检查？
3. 直接检眼镜和间接检眼镜的区别是什么？
4. 非接触式眼压计操作的注意事项有哪些？

第二章

眼视光学特殊器械检查

 学习目标

1. 掌握视功能基本检查方法。
2. 掌握角膜地形图、角膜内皮镜的基本检查方法。
3. 掌握眼科 A/B 超、UBM 及 OCT 的使用方法。
4. 掌握眼前节全景仪、眼球光学生物测量仪的使用方法。

第一节　视功能基本检查方法

　　视功能检查包括立体视觉、色觉、视野等，是眼病诊断、病情评价的重要依据，也是视功能评价的主要依据。

一、立体视觉

（一）立体视觉的基本概念

　　立体视觉（stereoscopic vision）也称深度觉，是感知物体立体形状及不同物体相互远近关系的能力。立体视觉以双眼单视为基础。外界物体在双眼视网膜相应部位（即视网膜对应点）所成的像，经过大脑枕叶视觉中枢的融合，综合成一个完整的、立体的单一物像，这种功能称为双眼单视。

　　双眼单视功能分为 3 级：Ⅰ级为同时视，Ⅱ级为融像，Ⅲ级为立体视。可用障碍阅读法、Worth 四点试验（Worth 4 dot test）、同视机法（synoptophore）、随机点立体图（random-dot stereogram）等方法检查。

（二）适应证

1. 需定量检查立体视锐度的各类人员。
2. 屈光不正、屈光参差者。
3. 眼球震颤者。
4. 某些手术后，如白内障摘除术和人工晶状体植入术、角膜屈光术后，以及某些特殊职业，如司机、显微外科医生等需要进行立体视觉功能检查者。

5. 视疲劳者。

（三）禁忌证

因精神因素或其他全身疾病不能配合者。

（四）操作步骤

1. 同视机法　参照第四章第六节内容。

2. 随机点立体图　可检查看近的立体视。常用的有 Titmus 立体图（图 2-1-1）和颜少明立体视觉图（正常立体视锐度≤60 弧秒）。检查时由高到低进行检查，前者配戴偏振光眼镜，后者选择红绿眼镜。两者均可做定量检查，价格低廉且携带方便。

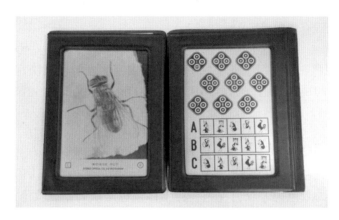

图 2-1-1　Titmus 立体图

（五）注意事项

被检者有屈光不正时要先予矫正。

二、色觉

色觉检查主要分为视觉心理物理学检查（主观检查）和视觉电生理检查（客观检查）。主观检查法包括假同色图检查、色相排列检测和色盲镜。

（一）色觉检查的基本概念

假同色图（pseudoisochromatic plate）又称色盲本，是应用不同类型的颜色混淆特性来鉴别异常者，为最简单、快速并广泛应用的色觉检测方法，缺点是不能精确判定色觉异常的类型和程度，而且需要被检者有一定的认知和判断力。

（二）适应证

1. 因职业或从事特殊工作需要体检者。

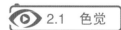

2. 色盲者或有色盲家族史者。

3. 部分视网膜和视神经疾病患者。

4. 颅脑疾病、全身疾病及中毒者。

5. 青光眼患者。

（三）禁忌证

因精神因素或全身其他疾病不能配合者。

（四）操作步骤

色盲本的种类较多，在设计上各有侧重，如石原忍色盲本多用于筛查，国内广泛应用的有俞自萍、贾永源等色盲本。检查前应询问病史，须在充足的自然光线下进行，图标距被检眼 0.5 m，嘱被检者 5 s 内读出。检查过程中还可根据被检者的主诉调整检查的侧重点。

（五）注意事项

1. 对结果有疑问时，应反复检查，以确认。

2. 应用假同色图时，一般 3 s 内应有答案，最长不得超过 10 s。

3. 检查应在自然光线或标准照明光线和自然瞳孔下进行。

4. 色相排列法的检查时间一般为 1~2 min，最长不超过 5 min。

5. 检查时不能戴有色眼镜。

（六）报告解读

1. 人眼的三原色（红、绿、蓝）感觉由视锥细胞的光敏色素决定。含红敏色素、绿敏色素、蓝敏色素的视锥细胞分别对 570 nm、540 nm、440 nm 的光波最为敏感。所有的颜色逻辑上均可由红、绿、蓝三种色光按照一定比例匹配而成，称为三原色理论。

2. 正常色觉者的三种光敏色素比例正常，称三色视。

3. 如果只有两种光敏色素正常者称双色视，仅存一种光敏色素者为单色视。根据三原色理论，如能辨认三种原色为正常色觉，如三种原色均不能辨认称为全色盲，如有一种原色不能辨认称为双色视。双色视为一种锥体视色素缺失，红敏色素缺失者为红色盲，绿敏色素缺失者为绿色盲。辨认任何一种颜色的能力下降称为色弱，主要为红色弱和绿色弱。

4. 色觉障碍可分为先天性及获得性色觉障碍，绝大多数先天性色觉障碍为性连锁隐性遗传，最常见者为红绿色弱（盲），男性多于女性。而获得性色觉障碍可由视神经或视网膜疾病、药物中毒、屈光介质混浊（如角膜白斑或白内障等疾病）引起。

三、视野

视野（visual field）是指眼向正前方固视时所见的空间范围。相对于视力的中心视锐度而言，它反映了周边视锐度。

◉ 2.2　视野（一）

常用的视野检查方法有对照法、Amsler 方格表、Goldmann 视野计、自动视野计。

对照法是最简单的视野检查方法，缺点是不够精确，且无法客观记录。Amsler 方格表用于检查早期黄斑病变及其进展情况或测定中心、旁中心暗点。Goldmann 视野计将背景照明、刺激光标大小及其亮度进行标准化，可供进行动态及静态视野检查，同时它为发展更精确的现代视野计奠定了基础。自动视野计（automated perimeter）是由电脑控制的静态定量视野计，能自动监控被检者固视的情况，并能对多次随诊的视野进行统计学分析，提示视野缺损的进展情况，其中 Octopus、Humphery 视野计（图 2-1-2）具有代表性。

（一）视野计的基本构造

视野计（perimeter）主要由开放式半球形视野屏和计算机监视控制屏组成（图 2-1-2）。

（二）适应证

青光眼、视神经病变、视网膜色素变性及部分颅脑疾病等。

（三）禁忌证

1. 矫正视力过低无法注视固视点者。

2. 因自身其他原因无法坚持完成者。

3. 理解能力较差或配合度低无法正常检查者。

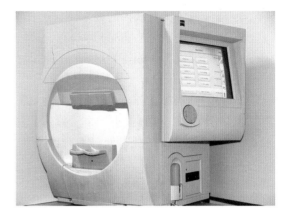

图 2-1-2　Humphery 视野计

（四）操作步骤

1. 操作前准备

（1）仪器准备：接通电源，依次打开总电源、视野计、电脑主机，检查仪器是否工作正常。

（2）环境及材料准备：保证环境干燥、通风，确认眼罩、纱布完备，核对被检眼及检查范围。检查时机器出现"滴滴"的鸣叫声可能是检查环境亮度过高，检查必须要在暗室进行。

（3）操作者准备：根据适应证与禁忌证筛选可进行检查的被检者，查看最佳矫正视力，并确认全身状况。检查必须在自然瞳孔下进行。若被检者已用散瞳或缩瞳，则应改期再行检查。

2. 操作方法

（1）查看病历，了解基本病情，选择适合的检查模式。

（2）75% 乙醇棉球消毒下颌托及额托。

（3）嘱被检者取舒适座位，用眼罩遮挡另一只眼，单眼固视正前方黄色亮点，余光看白色背景上有亮点出现，就迅速按下按钮，以示看到。

（4）操作时告知被检者按上述要求操作，如果在测量过程中感到疲劳，可以一直按住按钮不松，暂停检查，稍作休息后重复以上操作流程。

（5）每测量一只眼结束后，机器会自动提示保存，打印并书写报告。

（五）注意事项

1. 如有屈光不正的需配镜检查。

2. 对于固视不良的被检者可以先进行固视训练。

3. 体弱、高龄及心血管疾病等易疲劳者可以在检查完一眼后，适度休息再检查另一只眼。

4. 不应在被检者处于疲劳状态时进行检查。

5. 若检查结果可信度低，嘱其闭眼休息 5~10 min 后重做。

（六）报告解读

1. 视野中央部分正常值变异小，周边部分正常值变异大，因此中央 20° 以内的暗点多为病理性的，视野 25°~30° 上下方

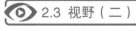

2.3 视野（二）

的暗点常为眼睑遮盖所致，30°~60° 视野的正常值变异大，临床诊断视野缺损时需谨慎。

2. 孤立一点的阈值改变意义不大，相邻几个点的阈值改变才有诊断意义。

3. 初次自动视野检查异常可能是被检者未掌握测试要领，应该复查视野，如视野暗

点可重复方能确诊缺损。

4. 部分视野计有缺损的概率图，可作为辅助诊断。

5. 固视丢失率（fixation losses）：若大于 20%，不可靠。

6. 假阳性误差（false POS errors）：即在未看见的点上有反应。若大于 33% 则不可靠，如欣快感患者。

7. 假阴性误差（false NEG errors）：即在某些应该看见的点上无反应。若大于 33% 不可靠。多因紧张、视野损害严重、疲劳、注意力不集中导致误差增大。

8. 生理盲点：在视盘处只有神经纤维，无感光细胞，故不能感光，在视野相应的部位为盲点。

四、对比敏感度

对比敏感度（contrast sensitivity）是指在明亮对比变化下，人眼对不同空间频率的正弦光栅视标的识别能力，是一种视功 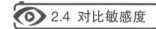 能检查的方法，检测被检者能看清视标所需的最小对比度，即对比敏感度阈值。对比敏感度 =1/ 对比度阈值。对比度阈值越低则对比敏感度越高，视觉功能越好。倒"U"形的对比敏感度函数曲线（图 2-1-3）能更加全面地了解人眼的视觉功能，提供比传统视力表更多的信息。

（一）对比敏感度的检查方法

对比敏感度检查最初曾多用 Arden 光栅图表（1978 年）进行检查，方法简便，适用于普查，但欠精确，最高只能测定 6c/d。

现多用对比敏感度测试卡（functional acuity contrast test chart，FACT 卡）及计算机系

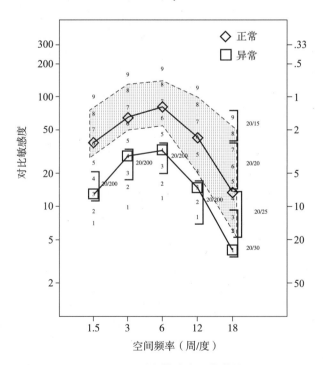

图 2-1-3　对比敏感度函数曲线

统检测（如 Takaci-CGT-1000 型自动旋光对比敏感度检查仪）。

此外，目前临床使用较多的是激光对比敏感度测量仪，包括产生光栅的监视器（monitor）和记录系统，将激光干涉条栅直接投射在视网膜上，然后记录不同空间频率的对比敏感度阈值。

（二）适应证

一般眼病患者，如黄斑病变、青光眼、弱视、视神经病变和屈光不正等，也可用于白内障手术前后或屈光手术前后对于视功能变化的测定。

（三）禁忌证

1. 矫正视力过差，不能看清视标者。

2. 不能坚持完成检查、不能理解或不能配合者。

（四）操作步骤

1. 操作前准备

（1）仪器准备：接通电源，依次打开总电源、对比敏感度测量仪、电脑主机，检查仪器是否工作正常。

（2）环境及材料准备：保证环境干燥、通风，核对被检眼眼别及检查目的。

（3）操作者准备：根据适应证与禁忌证筛选，查看被检者最佳矫正视力，并确认全身状况。本检查应在正常瞳孔状态下进行，若已用散瞳药，则改期再行检查。

2. 操作方法

（1）根据检查需求选择不同的测试模式，如远距离或近距离、自然光线或暗室、是否加入眩光模式等。

（2）被检者需在屈光度完全矫正下进行检查。取坐位，将头部固定在下颌托上，通常视标距离为 40 cm。

（3）让被检者阅读检测表的视标模式，理解视标的形态和辨认的方式。

（4）遮挡非受检眼，嘱被检者从大频率 A 行开始，从 1~9 逐个辨认视标条纹的方向，尽量鼓励被检者读出下一行小视标，直至确实无法辨认读出。

（5）以同样方法从 B 行进行，然后 C 行，直至 E 行。然后测另一眼。

（6）设备自动生成测试结果，根据图形分析结果并书写报告。

（五）注意事项

1. 检查过程中被检者应精力集中。

2. 应用计算机检查程序开始前，应让被检者了解检查过程。

（六）报告解读

低频区反映视觉对比度情况，中频区反映视觉对比度和中心视力综合情况，高频区反映视敏度。

第二节 角膜地形图

角膜地形图是表示角膜形态的重要检查项目，能够较为全面地显示角膜的形态特征，呈现角膜曲率等参数，诊断角膜形态、曲率等异常，临床上可用于接触镜验配、角膜屈光手术等。

一、角膜地形图仪的基本构造

角膜地形图仪检查设备主要包括图像采集器及计算机图像处理系统（图2-2-1）。

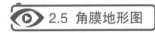

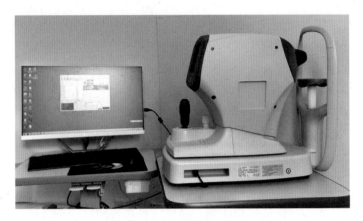

图2-2-1　角膜地形图仪

二、临床适用范围

1. 角膜前表面形态观察及屈光力检测。
2. 角膜接触镜配前及配后角膜形态评估。
3. 圆锥角膜等异常角膜的筛查及诊断。

三、禁忌证

1. 视力差或眼球震颤等原因致无法采集影像者。
2. 因精神因素或全身其他疾病不能配合者。

四、操作步骤

（一）操作前准备

1. 操作环境　安静明室。
2. 仪器及物品　自动角膜地形图仪。
3. 操作者准备　使用75%乙醇棉球消毒下颌托及额托，嘱被检者坐位，调整工作台和角膜地形图仪的下颌托，使被检者下颌放于下颌托上，前额紧靠额托，使眼外眦与外眦标志线对齐，与被检者沟通，交代检查中的注意事项，以取得其配合。

（二）操作方法

1. 依次打开电源、主机、显示器及地形图连接器开关。常规校正仪器，输入被检者资料。
2. 被检者取坐位，下颌放在下颌托上，头位正，必要时用头带固定。
3. 嘱被检者睁大双眼，被检眼注视角膜中央的固视灯光。
4. 检查者操作摄影把手，使显示屏上的"+"位于瞳孔中央，调好焦距，直至屏幕上的Placido盘同心圆影像清晰，按下按钮固定图像。

5. 选择最佳影像存盘并打印。

五、注意事项

1. 严格执行查对制度，核对确认被检者姓名、眼别等。
2. 检查前先向被检者说明注意事项，以取得配合。
3. 如被检眼眼睑遮挡角膜，可让他人协助检查。
4. 保持角膜表面湿度适宜，指导被检者适当眨眼，及时留取最佳清晰图像。
5. 环境保持适宜湿度及温度，以免影响泪膜的分泌而影响检查结果。

六、报告解读

1. 散光眼角膜地形图报告分析图（图 2-2-2）

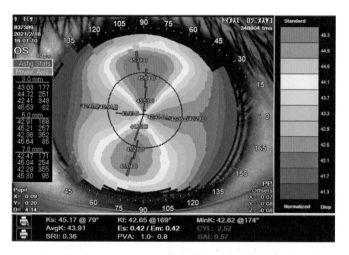

图 2-2-2　散光眼角膜地形图报告分析图

2. 圆锥角膜地形图报告分析图（图 2-2-3）

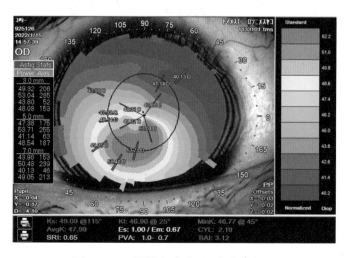

图 2-2-3　圆锥角膜地形图报告分析图

3. 报告参数分析

Ks：即 steep K，表示最大屈光力的子午线方向及数值。

Kf：即 flat K，与 Ks 成 90° 夹角（垂直）的子午线方向及数值。

MinK：表示最小屈光力的子午线方向及数值。

AvgK：表示 Ks 与 Kf 屈光力数值的平均值。

Es/Em：离散系数 e 值，表示从角膜中央到周边屈光力的变化规律。

CYL：以屈光度 D 为单位表示的 Ks 与 Kf 之间的屈光力差值，表示角膜柱镜成分，即散光。

SRI：角膜表面规则性指数。

SAI：角膜表面非对称性指数。

PVA：潜视力，表示眼睛矫正的最高理想视力值。

第三节 角膜内皮镜

角膜内皮镜是检测、分析角膜内皮细胞计数、形态的检查设备，能通过光学方法聚焦于角膜内皮细胞层，放大呈现角膜内皮细胞的形态，并得到数据分析结果。

一、角膜内皮镜的基本构造

检查设备主要为图像采集器及图像处理系统一体机（图 2-3-1）。

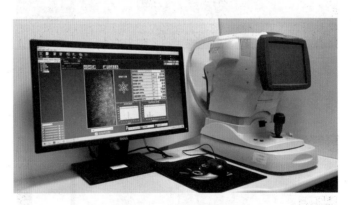

图 2-3-1　角膜内皮镜设备

二、适应证

1. 角膜病变者。

2. 内眼手术术前评估。

3. 接触镜验配前评估。

三、禁忌证

1. 角膜白斑、溃疡、穿孔等病变致无法检查者。

2. 因自身其他原因无法坚持完成检查者。

3. 理解能力较差或配合度低无法正常检查者。

四、操作步骤

（一）操作前准备

1. 操作环境为安静明室。

2. 相关仪器及物品准备。

3. 操作者准备。使用 75% 乙醇棉球消毒下颌托及额托，嘱被检者坐好，调整工作台和角膜地形图仪的下颌托，使被检者下颌放于下颌托上，前额紧靠额托，使眼外眦与外眦标志线对齐，并与被检者沟通，交代检查中的注意事项，以取得其配合。

（二）操作方法

1. 依次打开电源、升降台及机器，检查仪器是否正常工作。

2. 输入被检者信息，选择自动采集图像模式。

3. 调整桌子的高低，使被检者取舒适坐位，下颌放在下颌托上，前额紧靠额托，调整下颌托高低。

4. 把仪器拉至离被检者最远处，嘱其轻眨眼后尽量睁大眼睛并注视前方绿光，逐渐将仪器移向被检者，直到屏幕上出现其眼睛像。

5. 使用操作杆使标记"□"正对瞳孔，轻点屏幕瞳孔中心，仪器自动扫描角膜并采集图像，手动选择质量最好的一幅。

6. 选择另一眼，操作同前。

7. 将双眼结果同时显示并打印。

五、注意事项

1. 严格执行查对制度，核对被检者姓名、眼别等。

2. 操作前耐心解释，消除被检者紧张情绪，取得配合。

3. 操作中动作轻柔、操作有度、勿用力撞击到被检者的眼。换测量眼时，要将操作杆回拉远离被检者后方可移向另一只眼，避免移动过程中撞击到其眼和鼻。

4. 检查时若有上睑遮挡，可用棉签轻轻提起上睑暴露角膜，切勿用力按压使眼压增高，或使切口迸裂。

5. 对于上睑下垂、睫毛遮挡等情况，均可用棉签轻提上睑，切勿用力。

6. 定期对机器进行清洁消毒，对于急性结膜炎等传染性疾病测量完毕后应当立即用 75% 乙醇棉球擦拭消毒。

六、报告解读

结果参数分析见图 2-3-2。

1. 内皮细胞密度（CD） 青年人正常角膜内皮细胞密度为 2 700 ~ 3 500 个 /mm^2。

2. 六边形细胞比例（6A） 理想值 > 50%。

3. 最大内皮细胞面积（Max）。

4. 最小内皮细胞面积（Min）。

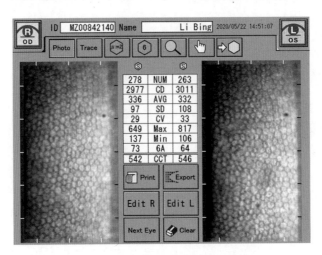

图 2-3-2　角膜内皮镜报告分析图

5. 平均细胞面积（AVG）。

6. 检查的细胞数量（NUM）。

7. 细胞面积标准差（SD）。

8. 细胞面积变异系数（CV）。

 第四节　A/B 型超声

眼部超声检查是应用高频声波（10～50 MHz）在眼球或眼眶组织界面产生反射波幅曲线（A 型超声）或回声横切图像（B 型超声）的一项诊断性成像技术。

一、A 型超声

（一）A 型超声的基本构造

A 型超声简称 A 超，是应用 8～12 MHz 的超声在眼球或眼眶组织进行探测，将所探测组织的界面回声以波峰形式显示，按回声返回探头的时间顺序依次排列在基线上，构成与探测方向一致的一维线性图像。纵坐标表示波幅的高度即回声的强度，横坐标表示回声的往返时间即超声所探测的距离或深度。

A 型超声检查设备主要包括 A 超探头、采图操作器及配置电脑主机（图 2-4-1）。

（二）A 型超声在眼科的应用

1. A 超定量测量探头到回声源的距离。可用于角膜厚度测量（20～30 MHz 探头）、眼轴长度测量、白内障人工晶状体度

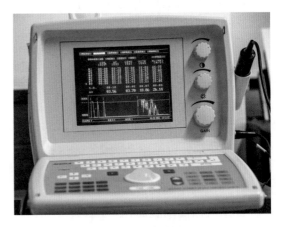

图 2-4-1　A 超设备

数的计算及诊断某些先天性疾病，如小眼球畸形、真性小眼球及先天性青光眼（10 MHz 探头）。

2. 标准化 A 超（8 MHz 探头）回声信号的波峰高度由反射界面的性质决定，比 B 型超声更加准确。可用于定量测量、肿瘤定性及区分增殖膜与视网膜。如血管瘤在 A 超上显示为波峰高度及长度较为一致的中高波，而恶性肿瘤组织结构复杂，其波峰高度高低不一。

（三）适应证

1. 角膜厚度、前房深度、晶状体厚度、玻璃体腔长度及眼轴长度等生物学数据的测量。

2. 眼球内肿瘤测定。

3. 各种原因所致眼球突出或可疑眼眶病变者。

（四）禁忌证

1. 角膜穿孔、溃疡感染期。

2. 角膜开放性外伤者。

3. 有精神疾病无法理解及配合检查者。

（五）操作步骤

1. 操作前准备

（1）仪器准备：接通电源，依次打开总电源、电脑主机及 A 超仪器，检查仪器是否工作正常。

（2）环境及材料准备：保证环境干燥、通风，确认酒精棉片、表面麻醉滴眼液（倍诺喜）、抗生素滴眼液等准备完善。

（3）操作者准备

1）根据适应证与禁忌证筛选可进行检查的被检者，仔细询问有无开放性眼外伤、角膜穿孔或溃疡、麻醉药过敏、近期眼科手术史及相关禁忌证，确认全身状况。

2）向被检者及其家属交代检查前需点麻醉药以缓解其不适，如被检者有麻醉药过敏史需提前告知，并嘱咐检查时会接触角膜，确认固视不动予以检查。

2. 操作方法

（1）核对被检者信息，查看病历及检查申请单，了解病史及本次检查的目的，根据被检眼的特征选择正常眼、高密度晶状体眼、长眼轴眼、无晶状体眼、人工晶状体眼、硅油填充眼等测量模式。

（2）嘱被检者仰卧于检查床上，告知检查时无痛苦，请尽量配合。

（3）被检眼点表面麻醉药（倍诺喜），75% 乙醇消毒 A 超探头，待干。

（4）嘱被检者双眼自然睁开，或用拇指及示指轻轻分开睑裂，避免对眼球产生压力。嘱其注视固视点，探头垂直接触角膜中央，仪器自动计算眼轴长度，多次测量，取平均值，打印或记录结果。在测量时角膜表面要保持一定的湿度。

（5）被检眼滴抗生素眼药水，交代 30 min 内勿揉眼。

（六）注意事项

1. 直接接触法测量眼轴时，应尽量避免 A 超探头对角膜施压。

2. 检查者、被检者及仪器均应位于最佳位置。检查者不用移动头部可清楚地观察屏幕。超声探查时，手臂要有支撑，以免给眼球增加压力。

3. 探查过程中要不断变换增益或冻结图像进行处理。

4. 应当记住超声声束垂直于被检测界面，才能获得准确的超声图，病变应当位于声像图中心区。

5. 开放性眼外伤者，应先缝合伤口，再行超声探查，并严格消毒探头及患侧皮肤。

（七）报告解读

1. 注意波形的观察，球壁波应保持垂直，即波峰由基线升高应成 90°，由于声衰减，其后成 45°。当波形异常时提示探测有偏差，易导致测量结果不准确，此时需要重新测量。

2. 用于人工晶状体度数的计算时，必须测量双眼轴长作为比较和参考。如果眼轴长度过长或过短，或没有屈光参差的情况下双眼眼轴长度相差 0.5 mm 以上，均应重复测量，以免导致大的计算误差。

3. 用于膜组织性质鉴别时，当垂直于基线的高波峰波幅高度达 100%，为视网膜脱离；如果波峰高度低于 100%，从基线到峰顶可见多个高频结节，为膜组织反射。

二、B 型超声

（一）B 型超声的基本构造

B 型超声简称 B 超，是将回声信号以光点明暗即灰阶的形式显示出来，可提供眼球内虹膜之后至眼球后壁之间的组织实时的二维图像，包括接触法和水浴法，但接触法不能清晰地显示前房。光点的强弱反映回声界面反射和衰减超声的强弱。

B 型超声检查设备主要包括 B 超探头、采图编辑操作器及配置电脑主机（图 2-4-2）。

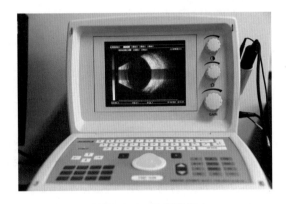

图 2-4-2 B 超设备

（二）B 型超声在眼科的应用

1. 屈光间质混浊时，用于显示眼内结构。

2. 用于诊断肌肉附着处之后的巩膜裂伤。

3. 诊断球内异物。

4. 观察眼内肿瘤、视网膜脱离、脉络膜脱离、视盘病变等。

5. 视盘或黄斑疾病。

（三）适应证

1. 屈光间质混浊，希望了解内眼情况者。

2. 眼球内及眼眶内肿瘤。

3. 眼外伤及眼内异物的探查及定位。

4. 各种原因所致眼球突出或可疑眼眶病变者。

5. 眼球活体结构生物测量。

（四）禁忌证

眼睑皮肤及眼表急性感染者。

（五）操作步骤

1. 操作前准备

（1）仪器准备：接通电源，依次打开总电源、电脑主机及 B 超仪器，检查仪器是否工作正常。

（2）环境及材料准备：保证环境干燥、通风，确认酒精棉片、耦合剂及面巾纸完备。

（3）操作者准备

1）根据适应证与禁忌证筛选可进行检查的被检者，仔细询问有无开放性眼外伤、近期眼科手术史及相关禁忌证，确认全身状况。

2）向被检者及其家属交代检查前需点涂耦合剂于眼睑皮肤，并且探头会直接接触眼周皮肤，嘱被检者轻闭双眼，头位保持不动后予以检查。

2. 操作方法

（1）核对被检者信息，查看病历及检查申请单，了解病史及本次检查的目的。

（2）嘱被检者平卧于检查床上，头部靠近屏幕，尽量放松不要紧张。

（3）备好柔软纸巾，确认超声探头表面清洁无异物及破损。

（4）嘱被检者轻闭双眼不要睁开，涂抹适量耦合剂，将探头轻置于眼睑表面。进入 B 超操作界面并选择眼别，通过脚踏采集或冻结图像。扫描时检查者应观察显示屏，通过进一步调整扫描的方向和部位来获得最佳图像。

（5）探头先置于眼睑中央进行垂直及水平轴位扫描，再依次对周边部进行扫描，同时嘱被检者眼球向所查方向转动，注意高低增益变化及对比。发现病变应从多切面、多角度探查，选择病变特征明显的图像冻结，出具报告并打印。

（6）检查结束时，协助被检者擦净耦合剂；将 B 超探头擦净并平稳放好备用。

（六）注意事项

1. 检查者、被检者及仪器均应位于最佳位置。超声探查时，手臂要有支撑，以免给眼球增加压力。

2. 探查过程中要不断变换增益或冻结图像进行处理。

3. 应当记住超声声束垂直于被检测界面才能获得准确的超声图，病变应当位于声像图中心区。

4. 开放性眼外伤者，应先缝合伤口，再进行超声探查，并要严格消毒探头及患侧皮肤。

5. B 型超声横切扫描 6 点位时，应将探头标识指向鼻侧，这样可使超声图像的上方表示眼球的鼻侧部位；在纵切扫描时，探头标识应指向上方，可使超声图像的下方表示眼球视盘或后极部位。

6. 应用超声图像时，宜标明探头位置、扫描方式、扫描位置，以求统一和方便解释。

7. 玻璃体内的硅油可使扫描的图像变形，因此检查时应嘱被检者直立位。

8. 对玻璃体的轻度混浊及后脱离可使用高增益，描绘视网膜及脉络膜变化通常使用低增益。一般来说，强度足够的情况下，增益越低分辨率越高。

（七）报告解读

在对一幅图像进行解读分析之前，应先确定图像为眼部哪一组织的断面。对于眼球内病变一般有横切面、纵切面、轴位切面和轴旁切面等。对于眼眶病变包括眼旁横扫查和眼眶纵扫查等。

1. 一般根据声像图中灰阶的不同，将回声分为高水平回声或强回声、中等回声、低水平回声和无回声等。

2. 超声检查显示为均匀、细弱的点状强回声，可以广布在眼内，亦可局限在眼内某一区域，典型表现为玻璃体积血。

3. 超声检查显示为斑点状强回声，通常代表非均质性结构，典型的表现为玻璃体内实质性占位性病变等。

4. 团块状强回声，常用来形容较大的异物、眼内气体等；粗细不同的条带状强回声，可以用来描述眼内脱离的视网膜、病理膜、病变的包膜等。

5. 按照回声在眼内或病变中分布情况进行描述，如均匀分布、不均匀分布等，也可以用密集、稀疏、散在等进行描述。

6. 眼部异物、眼内气体等由于内部混浊的作用可以产生类似"彗星尾"的超声图像，称为彗尾征。

7. 脉络膜脱离时，脱离的脉络膜双侧隆起并完全贴附在一起，类似双唇对吻的图像特征，称为对吻征。

8. 脉络膜黑色素瘤由于其特殊的顺磁化效应，产生肿瘤前界回声强、后界回声弱，在肿瘤接近眼球壁处甚至可见肿瘤内回声缺失的现象，称为挖空征。

第五节　超声生物显微镜

超声生物显微镜（ultrasound biomicroscopy，UBM）是应用高频 B 型超声对活体人眼前段的解剖组织结构进行全面检查及定量测量的一种影像学检查方法。

UBM 的临床应用使光学仪器无法观察到的眼前段结构及传统超声探查的"盲区"均可展现出来。如显示后房的形态、睫状体病变及晶状体悬韧带的情况，对其进行形态学观察，了解形态结构和相互关系的变化，提供相关疾病的信息（图 2-5-1）。

一、UBM 的基本构造

UBM 设备主要包括 UBM 探头、采图操作器及配置电脑主机（图 2-5-2）。

由 UBM 探头发出高频的超声脉冲进行扫描，由于眼组织内部密度不一，其声阻抗不

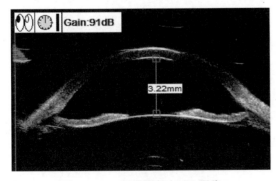

图 2-5-1　正常眼部 UBM 图像

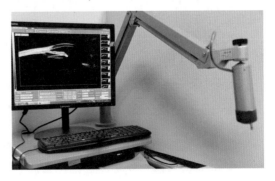

图 2-5-2　UBM 设备

同，反射和散射的超声波被同一探头接收，通过信号传递、滤过、放大、处理后形成数字信息，再由数 – 模转换形成二维图像。现在广泛使用的 UBM 设备多为 50 MHz，提供的横向和纵向物理分辨率分别约为 50 μm 和 25 μm，组织穿透度为 4~5 mm。

二、适应证

1. 角结膜疾病　如角膜水肿、角膜白斑、角膜变性、圆锥角膜、角膜异物、球结膜水肿、翼状胬肉、结膜肿物等。

2. 巩膜疾病　如巩膜炎、后巩膜葡萄肿等。

3. 虹膜疾病　虹膜肿瘤、虹膜异物、虹膜前后粘连、虹膜萎缩等。

4. 青光眼　如原发性闭角型青光眼、睫状环阻塞性青光眼等。

5. 晶状体疾病　如晶状体脱位、球形晶状体等。

6. 前部玻璃体病变　如前部玻璃体混浊、原始永存玻璃体增生症等。

7. 眼外伤　如虹膜根部离断、前房积血、晶状体脱位及半脱位、睫状体撕裂、房角后退、睫状体脉络膜脱离及分离、悬韧带断裂等。

8. 眼前节肿瘤　如虹膜黑色素瘤、睫状体囊肿等。

三、禁忌证

1. 眼球穿通伤伤口未愈合者。

2. 开放性眼外伤及缝合手术前及术后 1 周内。

3. 婴幼儿及有精神疾病、无法理解沟通或按要求配合者。

4. 急性眼表炎症，如急性结膜炎、角膜炎等。

四、操作步骤

（一）操作前准备

1. 仪器准备　接通电源，依次打开总电源、电脑主机及 UBM 仪器，检查仪器是否能正常工作。

2. 环境及材料准备　保证环境干燥、通风，确认眼杯、生理盐水、表面麻醉滴眼液（倍诺喜）、抗生素滴眼液及面巾纸等准备完善。

3. 操作者准备　根据适应证与禁忌证筛选可进行检查的被检者，仔细询问有无开放性眼外伤、近期眼科手术或麻醉药过敏史等相关禁忌证，确认全身及精神状况良好。

（二）操作方法

1. 核对被检者信息，查看病历及检查申请单，了解病史及本次检查的目的，选择操作模式，输入被检者资料。

2. 嘱被检者平卧于检查床上，检查前交代因检查需要先点倍诺喜进行眼部表面麻醉，简单沟通使其理解检查目的、过程并予以配合。

3. 被检眼点倍诺喜，75% 乙醇消毒眼杯，使用前用生理盐水充分冲洗。

4. 选择与被检者睑裂大小相匹配的眼杯并置于被检眼结膜囊内，动作尽量轻柔，在眼杯内注入约 1/3 的生理盐水作为超声介质，嘱其固视眼前目标，检查过程中头部保持不动并尽量全身放松。

5. 检查者一手固定眼杯，另一手持探头放置于眼杯内，使其位于被检查部位上方。常规扫描时按 12、3、6、9 点位的顺序以顺时针方向进行扫描，必要时可针对具体部位增加扫描点位。检查者应注意观察显示屏，通过进一步调整扫描方向和部位以获得最佳图像，使用脚踏采集或冻结图像。

6. 放射状检查法应保持探头与角膜缘始终垂直，水平检查法应将探头与角膜缘保持平行探查（此方法多用于睫状体病变的检查）。

7. 检查结束后，协助被检者擦净，被检眼滴抗生素滴眼液，将眼杯置于 75% 乙醇罐内浸泡，晾干后备用。

8. 每天下班后将探头用 75% 乙醇棉签擦拭，然后用生理盐水冲净表面。

五、注意事项

1. 应在照明稳定的房间内行 UBM 检查。

2. 发现探头有气泡形成时应及时去除，以避免影响检查结果。

3. 检查过程中，检查者应根据病变的部位灵活移动探头并嘱被检者相应地转动眼球，当超声声束与扫描部位垂直时可获得最佳图像。

4. 注意探头的扫描方向。放射状扫描指探头标记与角膜缘垂直，适合观察房角等结构；水平状扫描指探头标记平行于角膜缘，可观察睫状突数量等。

5. 调整探头方向的首要原则是如果图像变得更清晰，则沿该方向继续调整；变模糊扭曲，则向相反方向移动探头。

6. 检查者应密切监控屏幕上的图像，探头聚焦线在 5.5 mm 位置，可将角膜及其他眼前段结构同时显示。当接近焦线水平及焦线上方时，所显示的组织结构更清晰。

7. 操作时动作轻巧以免擦伤角膜；取下眼杯时，应嘱被检者切勿大幅度转动眼球，以免划伤角膜。

8. 注意探头和眼杯消毒，防止交叉感染。

9. 年幼儿童或过于敏感而不能配合者，检查前可给予适量镇静药，如口服水合氯醛等。

六、报告解读

（一）确认图像质量

UBM 可以提供无创、高分辨率眼前段图像，测量精度高且可靠。在分析病例变化之前，必须熟悉眼部结构正常的 UBM 表现，如角膜、角巩膜结合部、巩膜、前房、房角、虹膜、睫状体、悬韧带、后房及周边视网膜、脉络膜等。判断一幅 UBM 图像是否真实地反映眼前段的结构形态而没有发生畸变，应注意观察如下几点。

1. 角膜的前、后弹力层线是否清晰。

2. 虹膜的色素上皮层、晶状体前表面反射线是否清晰。

3. 晶状体前表面与虹膜后表面是否相切。

（二）观察异常改变

1. 中央前房深度是否变浅。

2. 虹膜、房角及睫状突形态有无异常改变。

3. 前房及玻璃体腔内有无异常回声。

4. 巩膜与睫状体间有无异常间隙。

（三）获取图像参数

在冻结储存的图像上，可以通过 UBM 仪器自带的测量软件得到眼部组织结构的相关参数，常用的测量指标包括以下几个。

1. 中央前房深度　取瞳孔中点，即两侧虹膜瞳孔缘之间连线的中点，从该点的晶状体前囊膜垂直向上到角膜内皮的距离。

2. 小梁虹膜夹角和房角开放距离（AOD 500）　自巩膜突沿角膜内皮向上 500 μm 为测量点，做垂直于角膜面的直线至虹膜前表面为另一测量点，两点之间的距离为 AOD 500。以巩膜突为顶点，两个测量点与顶点之间的夹角为小梁虹膜夹角。

3. 虹膜厚度　自巩膜突沿角膜内皮向上 500 μm 为测量点，做垂直于虹膜前表面的直线，其经过虹膜前后表面之间的距离为周边虹膜厚度。距虹膜根部 2 mm 的垂直线在虹膜前后表面之间的距离为中周部虹膜厚度。近瞳孔缘处的垂直线在虹膜前后表面之间的距离为中央虹膜厚度。

第六节　光学相干断层扫描和光学相干断层扫描血管成像

光学相干断层扫描（optical coherence tomography，OCT）是一种无创非入侵的活体组织断层扫描技术。目前主要用于眼前节、视网膜、脉络膜及视神经疾病的检查。

光学相干断层扫描血管成像（optical coherence tomography angiography，OCTA）是在 OCT 技术的基础上衍生的一种无创的眼底血管分层成像方法。可以将视网膜、视神经的结构与其血液循环状况相结合，检测有关视网膜和脉络膜的血流信息，通过病灶及其周围的微血管异常形态及相关参数的变化，评估疾病的发展转归，在一些视网膜、脉络膜疾病的诊断和治疗中具有重要的临床意义。

一、OCT 和 OCTA 设备的基本构造

OCT 和 OCTA 设备主要有操作台、操纵杆、显示器及配置电脑主机（图 2-6-1）。

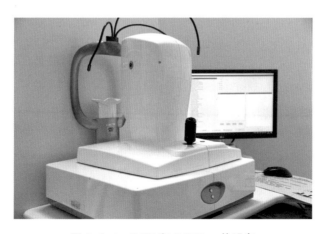

图 2-6-1　OCT 和 OCTA 一体设备

二、适应证

1. OCT 在眼前节中可用于角膜断面的扫描、角膜厚度测量、房角形态及虹膜断面的扫描，在眼后节可用于视网膜扫描（以黄斑区视网膜为主）及视盘扫描。

2. OCTA 在眼前节可用于角膜新生管、虹膜新生血管、结膜血管等部位的血流扫描，在眼后节可用于视网膜血流扫描（以黄斑区视网膜为主）及视盘血流扫描。

三、禁忌证

1. 屈光间质混浊严重无法成像者。
2. 瞳孔过小且不能散大者。
3. 婴幼儿及其他无法配合检查者。
4. 无法固视者。

四、操作步骤

（一）操作前准备

1. 仪器准备　接通电源，依次打开总电源、操作台开关、电脑主机、显示器，检查仪器是否工作正常。

2. 环境及材料准备　保证环境干燥、通风，确认镜头清洁，前节镜头校准完备。

3. 被检者准备　可保持坐位，额头及下颌部固定于仪器前，检查过程保持稳定。

（二）操作方法

1. 核对被检者信息，确认检查部位，询问或查看病历以了解病史及本次检查目的。

2. 正确输入被检者资料，首次检查应创建新病例号；复诊者在原有病例号中进行新的检查。选择合适的检查部位（黄斑、视盘、角膜、房角等）及扫描模式（单线扫描、十字线扫、环形扫描、区域扫描等）。

3. 帮助被检者调整至舒适坐姿，下颌及额托靠紧，眼角与标记线保持水平。手持调节操作杆推动主机缓缓靠近眼前，在成像监视器中观察确认需要扫描的部位。调整景深及屈光度以获得最清晰的扫描图像；扫描过程中应提醒其注视内固视灯，固视不佳或者视力较差者可用对侧眼注视外固视灯，尽量避免眨眼及抖动，扫描完成后确认图像质量并点击保存。

4. 浏览获取的图像，选择合适的报告模式及量化工具；复诊者应选择随访模式对比了解疾病变化情况。

5. 打印并规范正确地书写报告。

6. 使用 75% 乙醇棉片擦拭仪器下颌托、额托。如检查过程中与被检者皮肤有直接接触，应及时洗手及消毒。

7. 特殊病例应及时记录登记。

五、注意事项

1. 检查前应仔细询问病史以便选择正确的扫描部位和扫描方式。
2. 准备就绪后开始检查，向前缓缓推动仪器操纵杆，通过瞳孔中心对焦被检者眼底

（前节检查直接对焦需要扫描的部位），有屈光间质混浊者应尽量避开屈光间质混浊部位，以获得清晰无光晕的眼底图像。

3. 影像采集前，应通过自动或手动调焦对屈光状态及景深进行调整。

4. OCT 和 OCTA 对被检者的配合度有较高要求，图像质量受干扰因素影响较大，检查时应与其充分沟通以尽量取得配合，必要时复测以获取更清晰的图像。

5. OCTA 对某些疾病状态（如高度水肿或严重萎缩等）易出现自动分层错误而影响结果。因此在阅片时，如果发现自动分层有误，应通过手动调整分层的方法重新获得正确的分层图像。

六、报告解读要点

OCT 和 OCTA 可应用于多种眼部疾病，尤其是各种视网膜、脉络膜血管性疾病及青光眼、视神经疾病等。

与传统眼底血管造影相比，由于分辨率高且不受荧光渗漏影响，OCT 可以清晰显示角膜、视网膜、视神经等组织的断层结构（图 2-6-2）；而 OCTA 能够显示不同分层面的视网膜、脉络膜血流图像、结构 En face 图像及断层 OCT 图像，显示视网膜、脉络膜的微血管、异常血管及黄斑区拱环等细节，帮助更全面地评估病灶形态、深度、大小及其周边组织的情况（图 2-6-3，图 2-6-4）。

（一）OCT

1. 整体观察

（1）形态是否正常。

（2）双眼是否对称。

2. 厚度

（1）厚度增厚：组织水肿、出血等。

（2）厚度变薄：视网膜萎缩、角膜溃疡等。

3. 反射性

（1）反射增强：出血、色素、瘢痕等。

（2）反射减弱：积液、水肿等。

（3）阴影效应和屏蔽效应：浓厚出血、致密组织结构、瘢痕、色素等。

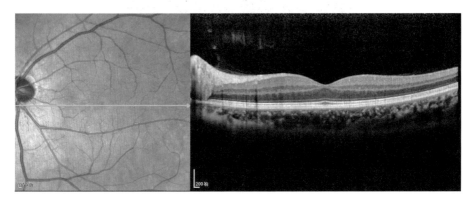

图 2-6-2　正常黄斑区 OCT 报告

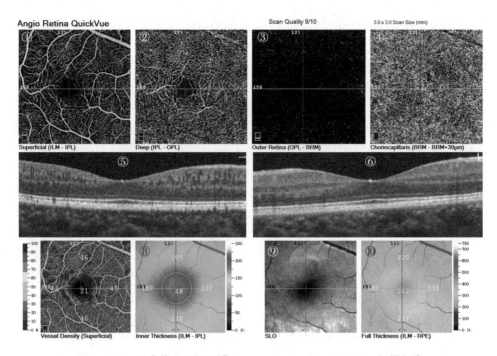

图 2-6-3 正常黄斑区视网膜 3 mm × 3 mm Angio Retina 扫描报告

① ~ ④ 黄斑区不同默认分层面血流图；⑤ 对应绿色扫描线的断层 OCT 图；⑥ 对应红色扫描线的断层 OCT 图；
⑦ 浅层毛细血管层血流密度图；⑧ 内层视网膜厚度图；⑨ 结构 En face 图；⑩ 全视网膜厚度图

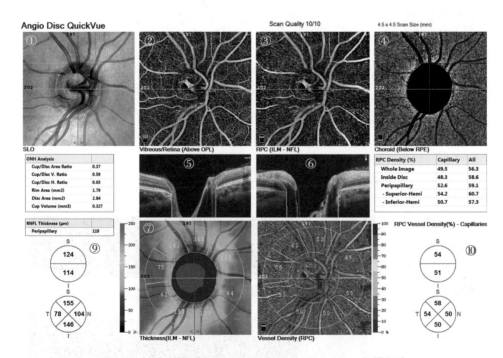

图 2-6-4 正常视盘 4.5 mm × 4.5 mm Angio Disc 扫描报告

① 结构 En face 图；② ~ ④ 视盘不同默认分层面血流图；⑤ 对应绿色扫描线的断层 OCT 图；⑥ 对应红色扫描线的
断层 OCT 图；⑦ 神经纤维层厚度图；⑧ RPC 血流密度图；⑨视盘（ONH）参数量化分析及神经纤维层用厚度量化
分析表；⑩视盘血流密度表（可以包含或排除大血管）、盘周血流整体、二分、四分区

（二）OCTA

1. OCTA 图像解读 在 OCT 图像解读的基础上，应注意 OCTA 不同分层图像的解读，同时需要结合 B 扫描断层（B-scan）图像及对应层面的结构 En face 图像共同观察，根据不同疾病，选择设备软件的量化功能进行定量分析，量化结果应注意结合图像扫描质量（≥6 时为可信）。

2. OCTA 量化参数报告解读 OCTA 可提供多项量化参数测量，包括 CNV 血流面积（图 2-6-5）、无血流区面积（图 2-6-6）、血流密度（图 2-6-7）及黄斑中心凹无血管区（foveal avascular zone，FAZ）参数（图 2-6-8）。

第七节 眼底血管造影

眼底血管造影包括荧光素眼底血管造影（fundus fluorescein angiography，FFA）和吲哚菁绿血管造影（indocyanine green angiography，ICGA），是检查和记录视网膜、脉络膜、视神经生理及病理状况的重要诊断技术。

一、眼底血管造影的基本构造

眼底血管造影检查设备主要包括激光发射器、控制器、摄片操作器及配置电脑主机（图 2-7-1）。

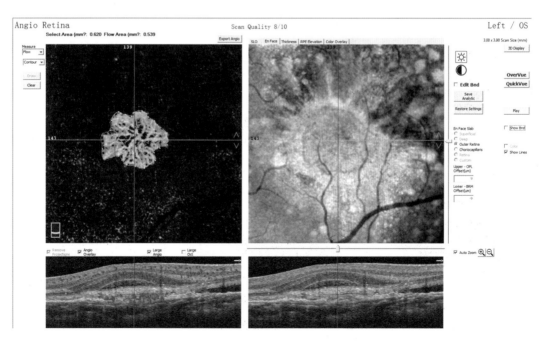

图 2-6-5 CNV 血流面积测量

选定区域内的新生血管被自动标记为黄色，黄色部分的面积总和则显示在报告

下方以 Flow Area 表达，单位为 mm²

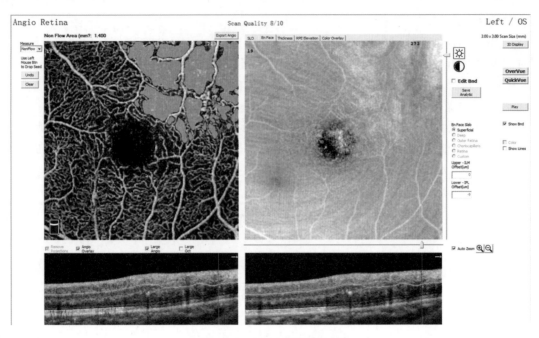

图 2-6-6　无血流区面积测量

无血流区面积总和以 Non Flow Area 表达，单位为 mm²

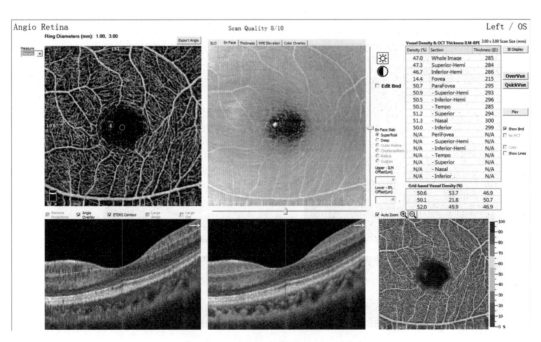

图 2-6-7　正常黄斑区血流密度图

血流密度图（左）以冷暖色调表示血循环的多寡

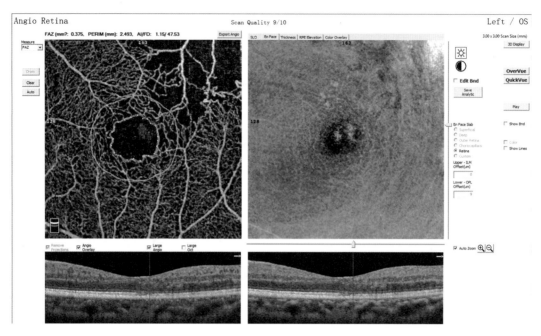

图 2-6-8 正常黄斑区 FAZ 参数测量

FAZ 面积（单位为 mm²）、FAZ 周长（单位为 mm）、非圆度指数（AI）、FD-300（单位为 %）

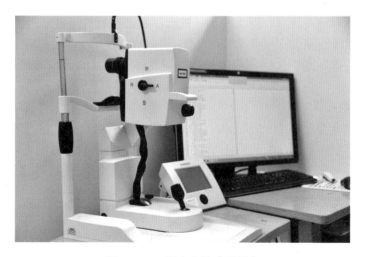

图 2-7-1 眼底血管造影设备

二、适应证

1. 眼底视网膜和（或）脉络膜血管病变。

2. 黄斑病变。

3. 视盘病变。

4. 眼内肿瘤等。

三、禁忌证

1. 严重心血管疾病、哮喘病及肝、肾功能损害者。

2. 既往有青霉素、磺胺类药物等过敏史，可能对荧光素钠 / 吲哚菁绿造影剂过敏者。

3. 有过敏体质或有严重过敏家族史者。

4. 全身情况不允许取坐位接受检查者。

5. 有精神疾病无法理解及配合检查者。

相对禁忌证：①血压：收缩压 > 160 mmHg 或舒张压 > 100 mmHg。②血糖：空腹血糖 > 10 mmol/L 或随机血糖 > 16 mmol/L。

四、操作步骤

（一）操作前准备

1. 仪器准备　接通电源，依次打开总电源、激光器、电脑主机、显示器及造影拍摄系统，检查仪器是否工作正常。

2. 环境及材料准备　保证环境干燥、通风，确认静脉输液器具（输液器、5 mL 注射器、止血带、输液贴等）完备，核对造影剂名称及剂量。

3. 操作者准备

（1）根据适应证与禁忌证筛选可进行检查的被检者，仔细询问有无药物过敏史及相关禁忌证，确认其全身状况。

（2）向被检者及其家属交代注意事项并签署知情同意书，充分告知造影过程中可能出现的情况，使其理解检查目的、意义并给予配合。嘱其口服抗过敏药物，确认眼压及前房深度正常后予以双眼散瞳。

（3）护士建立静脉通道（以便需要抢救时可立即给药），进行过敏试验并确认结果为阴性。

（二）操作方法

1. 核对被检者信息，查看病历及检查申请单，了解病史及本次检查的目的。

2. 使用 75% 乙醇棉球消毒下颌托及额托。被检者坐于造影机前，调整至舒适坐姿，固定头部，调整镜头焦距等，与其沟通交代检查中的注意事项，以取得其配合。

3. 先拍摄双眼无赤光像、红外眼底相及眼底自发荧光像。

4. 嘱护士将已配制好的造影剂于 4 ~ 6 s 快速注入静脉血管内，造影剂进入静脉血管的同时开启造影机的计时器记录造影时间；分别拍摄造影早、中、晚期图片，并根据具体情况重点采集病灶及关键部位的影像。FFA 拍摄至 10 min 后，ICGA 拍摄至 20 ~ 30 min。正常眼底同步 FFA 及 ICGA 图像见图 2-7-2。

5. 完成检查后，嘱被检者至少留观 20 min，确认无不适后方可离开。整理并保存图片资料，选取各期的典型图片，出具造影报告并打印。特殊病例注意记录。

五、注意事项

1. 造影室空间设置合理，一旦有意外情况发生，能够实施就地抢救及转运患者。造影室内应当备有常规抢救的设备和药物，如血压计、氧气袋 / 瓶、心电监护仪、输液用

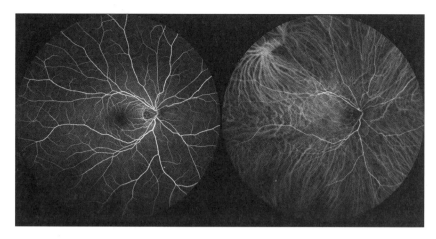

图 2-7-2　正常眼底同步 FFA 及 ICGA 图像

物、盐酸肾上腺素注射液、糖皮质激素、多巴胺等，能满足急救所需。

2. 所有被检者均应进行造影前过敏试验。FFA 是将 5 mL 生理盐水加 1 滴荧光素钠原液由静脉推注，或用一滴荧光素钠原液行皮肤划痕试验，5～10 min 后观察有无阳性指标；ICGA 是将 25 mg 吲哚菁绿溶解在 2 mL 灭菌注射用水中，抽取 0.1 mL 加入 0.9 mL 灭菌注射用水，推去 0.9 mL 再加入 0.9 mL 灭菌注射用水，行皮内注射，20 min 后观察有无阳性指标；同时应告知被检者及其家属，部分被检者尽管过敏试验为阴性，仍然存在发生过敏的可能。

3. 检查者在造影过程中应密切关注被检者的表现，如出现恶心症状，应嘱其情绪平稳并深呼吸，多可在 1～2 min 后消失，缓解后可继续进行造影检查；如果发生呕吐，应当准备好容器接纳呕吐物，嘱其不必过度紧张，休息 1～2 min 后可再继续拍摄。如果发生晕倒、昏迷、休克等情况，应当立即停止造影检查进行抢救，必要时通知化验室、麻醉科医师等进行会诊，共同抢救。

4. 造影完成后嘱被检者多饮水，告之视物发红、皮肤和尿色发黄均为正常现象。

5. 造影影像拍摄注意事项

（1）造影前：应详细了解病史并检查眼底，明确主要观察眼及病变部位，以便造影过程中有的放矢。

（2）造影中：明确病灶的位置并注意前后不同时期的对比（图 2-7-3）。除了后极部，同样要关注周边部；对于某些疑难、细微病变，应对双眼眼底同一部位进行同一角度的拍摄，并对相近拍摄时间进行对比观察。对有相似表现的疾病应注意加以分析鉴别。

（3）不同部位的拍摄重点及注意事项

1）视盘和黄斑区：注意有无充盈缺损、荧光着染、荧光渗漏及新生血管等情况。黄斑病变、细小或局部的病灶可选用小角度镜头拍摄，以观察病变部位细节（图 2-7-4）。血流或血管壁搏动等可通过拍摄录像进行动态观察。

2）视网膜血管：注意视网膜动静脉血管的充盈时间、管径粗细、形态分布，有无渗漏、着染、异常吻合、侧支循环、新生血管等，注意毛细血管充盈情况，有无扩张、渗漏，无灌注区等（图 2-7-5）。

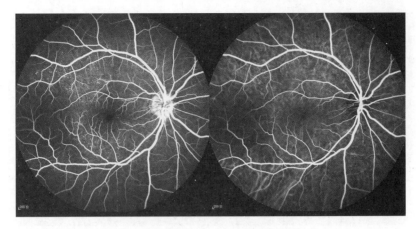

（1）原田病同步 FFA 及 ICGA 早期图像

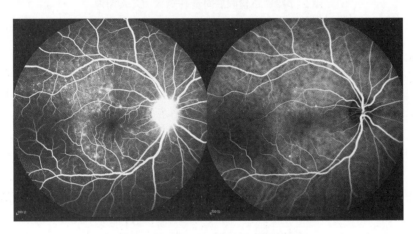

（2）原田病同步 FFA 及 ICGA 晚期图像

图 2-7-3　FFA 及 ICGA 不同时期图像

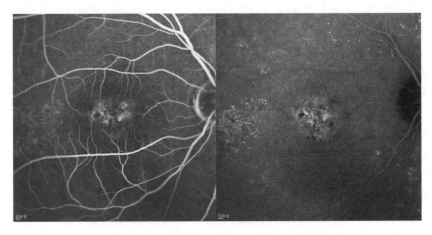

图 2-7-4　黄斑区同步 FFA 及 ICGA 图像

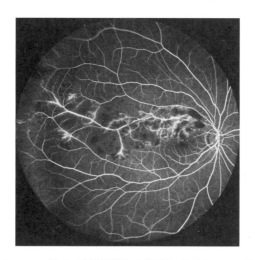

图 2-7-5 缺血型视网膜分支静脉阻塞广角 FFA 图像

3）色素上皮：注意荧光的充盈时间、亮度、病灶形态等（图 2-7-6）。

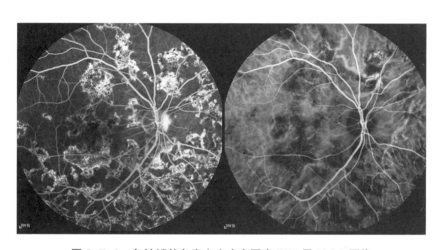

图 2-7-6 急性鳞状色素上皮病变同步 FFA 及 ICGA 图像

4）焦平面：占位性病变、后巩膜葡萄肿等原因引起的突起或凹陷的病灶，应调整使用不同于平面的焦距拍摄，以获得各焦平面上均清晰的图像。

六、报告解读

（一）FFA

解读 FFA 图像时，应该注意根据不同时间荧光的强弱变化，观察分析视网膜异常表现。当观察到荧光改变时，首先要结合时间进行分析；其次判断荧光变化的原因，是由视网膜血管异常引起，还是视网膜色素上皮屏障功能异常，或色素异常所导致。只有通过这样的思路和分析方法，才可能理解及解释异常荧光表现，从而进行准确诊断。

（二）ICGA

解读 ICGA 图像时，首先应该理解脉络膜循环及吲哚菁绿药物动力学与 FFA 的视网膜循环和荧光素钠药物动力学之间的区别。ICGA 早中期像反映的是眼底血管的红外荧光，而晚期像则反映的是视网膜色素上皮细胞内的红外荧光，可以很好地反映视网膜色素上皮细胞的形态和功能，两者之间有明显的图像反转现象（图 2-7-7）。因此应该重视对 ICGA 晚期影像的观察。

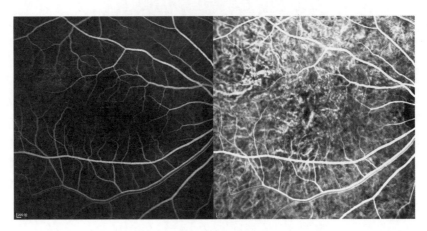

（1）ICGA 早期图像的反转现象

ICGA 早期图像（25 s），荧光主要位于视网膜和脉络膜血管，背景荧光相对较弱

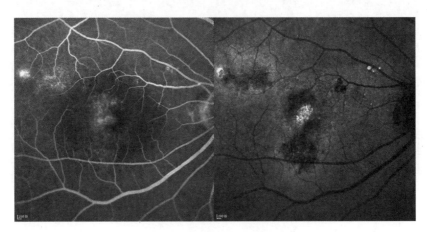

（2）ICGA 晚期图像的反转现象

ICGA 晚期图像（30 min），视网膜和脉络膜血管呈黑色，无红外荧光，背景呈均一的颗粒状强荧光

图 2-7-7　ICGA 图像的反转现象

 第八节　眼前节全景仪

眼前节全景仪（pentacam）是通过 Scheimpflug 技术、基于高度原理对角膜进行全景成像的检查设备，能够对角膜前表面曲率、前表面高度、后表面高度、全角膜厚度进行数据采集，对早期圆锥角膜等异常角膜形态的筛查具有重要意义，同时通过其对角膜数据的分析，在白内障术前人工晶状体优选中具有较好的临床应用。

一、眼前节全景仪的基本构造

检查设备主要包括图像采集器及计算机图像处理系统（图2-8-1）。

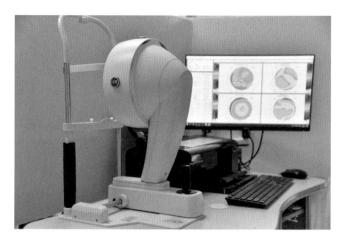

图 2-8-1　眼前节全景仪

二、临床适用范围

1. 角膜前、后表面形态测量。
2. 全角膜厚度检测。
3. 圆锥角膜的诊断及早期筛查。
4. 角膜直径、前房容积等眼前段相关生物学测量。

三、禁忌证

1. 眼球震颤或眼球无法固视者。
2. 因身体等原因无法坚持完成检查者。
3. 理解能力较差或配合度低无法正常检查者。

四、操作步骤

（一）操作前准备

1. 操作环境　安静暗室。

2. 仪器及物品准备　打开电脑主机，打开眼前节全景仪主机电源。

3. 操作者准备　使用75%乙醇棉球消毒下颌托及额托，嘱被检者坐好，调整工作台和下颌托，使被检者下颌放于下颌托上，前额紧靠额托，使眼外眦与外眦标志线对齐，并与被检者沟通，交代检查中的注意事项，以取得其配合。

（二）操作方法

1. 在电脑桌面上双击"Pentacam"图标，打开患者管理软件；点击"New"按钮，输入被检者信息，点击"Save"新建；或者选择一个已经存在的记录；然后点击"Pentacam"进入检查程序。

2. 点击窗口上方菜单的 "Examination" 选中 "Scan" 菜单进入检查界面或者选择 "Load" 菜单打开该被检者以前的检查资料。

3. 调整升降台高度并与被检者沟通，使其头放好且坐姿正确，额头紧靠，调整手柄使裂隙光照到角膜上并选择适当的拍摄模式（推荐 25 pic/1 sec）。

4. 嘱被检者眼睛睁大，盯住固视标（蓝光中间的暗圆圈，HR 为红点），移动手柄使 "Scheimpflug Image" 中出现角膜，将红点与红线对齐；调整手柄使 "Pupil Image" 中黄点中心与红色十字线对齐。

5. 对焦完成后自动拍摄，保存结果并进入报告分析界面。

6. 查看 "QS" 验证可信度，显示 "OK" 则检查可信，显示黄色或红色则建议重新检查。

7. 点击菜单中 "display" 查看需要的报告。

8. 点击 "print" 可打印当前显示的报告。

五、注意事项

如果在白内障患者应用（拍摄晶状体），需暗室散瞳。建议在 "Enhanced dynamic Scheimpflug Image" 选择 "5 pic/0.1 sec"，且对焦时注意将红点与白色虚线对齐，并手动拍摄。

六、报告解读

（一）总览图（图 2-8-2）

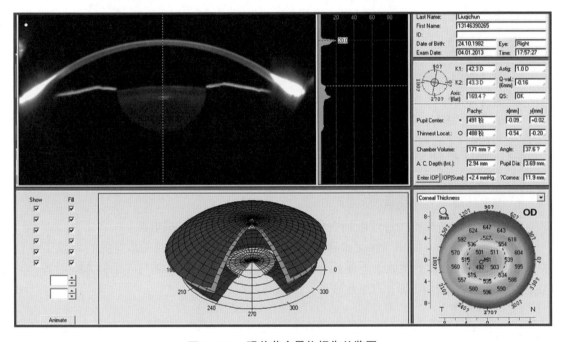

图 2-8-2　眼前节全景仪报告总览图

（二）屈光四图（图 2-8-3）

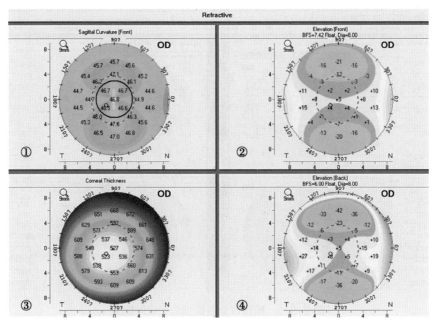

图 2-8-3 眼前节全景仪报告屈光四图
①角膜前表面曲率图；②角膜前表面高度图；③全角膜厚度图；④角膜后表面高度图

（三）BAD 扩张分析图（图 2-8-4）

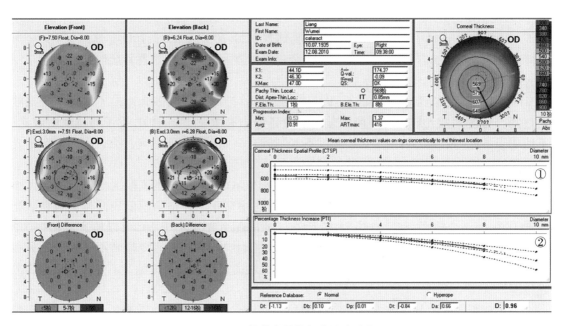

图 2-8-4 眼前节全景仪报告扩张分析图
①角膜厚度空间分布图；②角膜厚度变化率

（四）双眼对比图（图2-8-5）

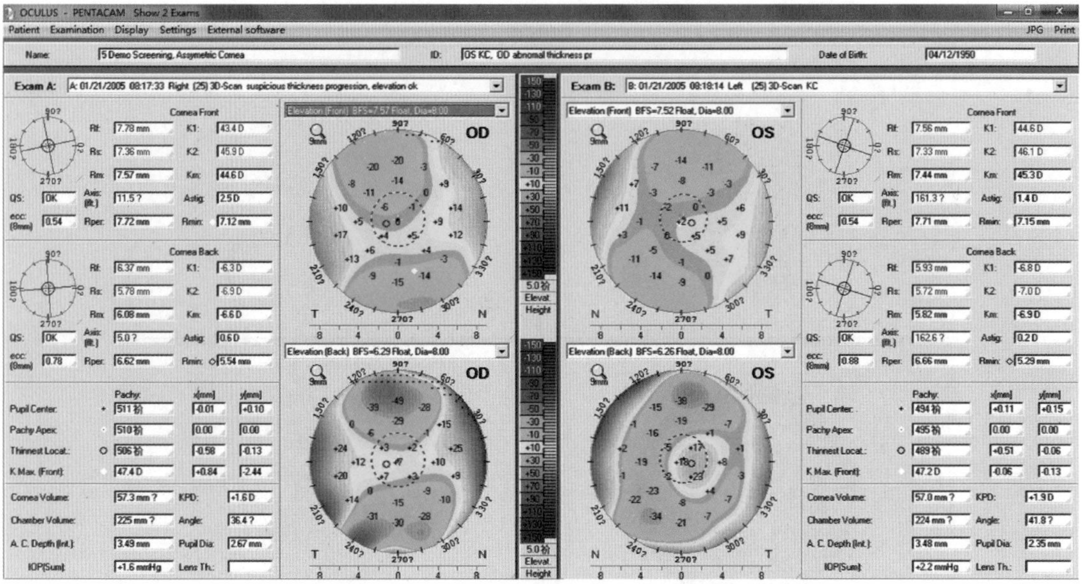

图 2-8-5　眼前节全景仪报告双眼对比图

（五）其他报告分析

眼前节全景仪在白内障术前检查、人工晶状体（intraocular lens，IOL）选择方面也具备较好的应用。以下是根据眼前节全景仪采集的角膜数据对 IOL 优选的相关方法。

1. 非球面 IOL 优选　建议术后预留 0 ~ 0.1 μm 全眼正球差。根据全角膜球差优选非球面 IOL，建议如下：全角膜球差 ≥ 0.35 μm，选择高非球面 IOL；全角膜球差 0.25 ~ 0.35 μm，选择中非球面 IOL；全角膜球差 0.20 ~ 0.25 μm，选择低非球面 IOL；全角膜球差 0.05 ~ 0.20 μm，选择零球差 IOL；全角膜球差 <0.05 μm，选择传统球面 IOL。

2. 散光 IOL 优选

（1）评估角膜地形图（Cataract Pre-OP 报告）：排除不规则散光过大（角膜不规则散光过高，行规则散光矫正时预测性差，且矫正能力有限）；Toric IOL 矫正的是规则散光，不适用于不规则散光，特别是对于高度不规则散光。如果不规则散光过大，术后残余散光的预测性不佳，甚至可能出现较差的术后结果。

（2）评估角膜前后表面散光差异（Cataract Pre-OP 报告）：建议根据全角膜散光大小决定是否矫正散光，若预期散光值 ≥ 0.75D，要考虑矫正。评估角膜前表面与全角膜散光差异 Difference 'Axis' 和 'Astig'，推荐值：Difference Axis 小于 10° 可以植入，10° ~ 30° 酌情考虑，大于 30° 不建议植入；Difference Astig ≤ 0.75D，否则需要注意不规则散光分布情况，并进一步参考屈光力分布图。Toric IOL 的轴向放置在哪个方位，需要考虑全角膜散光情况。

（3）分析屈光力分布图（Power Distribution 报告）：在计划实施散光矫正时，进一步参考角膜的散光分布情况。例如，参考 5 ~ 7 mm 直径区域（被检者瞳孔直径小的参考范围可再缩小）的总角膜散光量与轴向分布情况，如果散光度数和轴向变化较小，可以考虑行

Toric IOL 矫正，而对于散光度数和轴向均变化较大的病例，散光矫正不理想。同时，对于角膜形态极不规则的病例，可以参照 65%Mean 值来作为平均角膜屈光力，以排除不规则角膜地形所造成极值的影响。

3. 多焦点 IOL 优选

（1）角膜规则散光的判读。首先，从地形图定性判断角膜形态和曲率的规则性；其次，角膜规则散光看全角膜屈光力（TCRP）。一直以来，评估角膜的规则散光大小是基于传统设备和方法测得的角膜前表面散光，但越来越多的研究发现，在测量角膜散光时还应考虑角膜后表面散光在散光中的作用。基于角膜前、后表面曲率计算得到的全角膜屈光力提供全角膜散光（TCA），此数据能准确反映全角膜规则散光的大小。而多焦点 IOL 植入需排除角膜规则散光过大者。一般建议全角膜不规则散光（高阶像差）< 0.3 μm。

（2）多数人的角膜存在不同程度的球差，角膜的球差会影响眼的光学性能，降低对比敏感度、引起夜间眩光等。所以需要用非球面设计的 IOL 来抵消角膜的球差，改善大瞳孔下的视觉质量。多焦点 IOL 的植入需要根据角膜球差来选择不同球差值的非球面多焦点 IOL。如果被检者角膜球差过大，非球面多焦 IOL 矫正后仍残余过多球差，则需要考虑放弃多焦点 IOL 的植入。

（3）分析角膜不规则散光（高阶像差）。角膜表面形态的不规则或是局部折射率的改变都会使局部的屈光力不同，产生不规则散光。不规则散光无法被球镜（柱镜）完全矫正。在像差系统中，不规则散光与高阶像差相对应，它可引起事物的畸变。因此，如果人眼想获得更好的视觉质量，在矫正近视、远视、规则散光的同时，也要考虑不规则散光的影响。尤其是多焦点 IOL 的植入，必须排除被检者角膜不规则散光（高阶像差）过大者。

（4）一般建议选择植入多焦点 IOL 的角膜高阶像差临界值为 0.3 μm。若 0.3 μm ≤ 角膜高阶像差 < 0.5 μm，需要慎重选择多焦点 IOL；若角膜高阶像差 ≥ 0.5 μm，表示有明显的不规则散光，不是多焦点 IOL 的适应证；若角膜高阶像差 < 0.3 μm，可以考虑多焦点 IOL。

第九节 眼球光学生物测量仪

眼球光学生物测量仪用于测量眼轴长度、角膜曲率、前房深度及角膜直径，并利用结果计算人工晶状体屈光力等。以下内容以 IOL-Master 为例。

一、IOL-Master 光学生物测量仪基本构造

检查设备主要包括图像采集器及计算机图像处理系统（图 2-9-1）。

二、临床适用范围

1. 眼轴、角膜曲率、前房深度、晶状体厚度等相关生物学测量。
2. 白内障术前人工晶状体选择和计算。

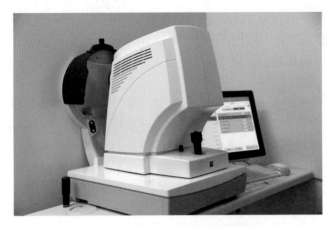

图 2-9-1　IOL-Master 光学生物测量仪

三、禁忌证

1. 眼球震颤或眼球无法固视者。
2. 因身体等原因无法坚持完成检查者。
3. 理解能力较差或配合度低无法正常检查者。

四、操作步骤

（一）操作前准备

1. 操作环境　安静明室。

2. 仪器准备　接通电源，启动设备，在开始测量前进行每日校准检查，安装测试眼，点击开始测试按钮开始测量功能的测试，确保检查时模型眼的位置符合测量参数需要。

3. 操作者准备　使用 75% 乙醇棉球消毒下颌托及额托，嘱被检者坐好，调整工作台和下颌托，使被检者下颌放于下颌托上，前额紧靠额托，使眼外眦与外眦标志线对齐，并与被检者沟通，交代检查中的注意事项，以取得其配合。

（二）操作方法

1. 登记信息。手动输入新被检者的信息，其中黑色加粗项目必须输入完整。对于精确测量眼轴长度来说，必须正确选择眼的状态。若被检者已存在，则点击被检者列表面板进行相应选择。

2. 嘱被检者注视中心位置的固视灯，再瞬目一次，尽可能地睁大眼睛，推动手柄使六个光点及瞳孔位于十字线的中心且瞳孔/巩膜结构的边缘可以被清晰聚焦，当角膜反光点最清晰时停止移动并按动仪器操作杆上的按钮进行采集。

3. 依次完成左下角第 3、4、5 键的操作，分别为角膜曲率、眼轴长度、前房深度及角膜横径。

4. 选择另一眼，操作同前。

5. 按"人工晶状体"键进入计算分析模式，选择需要的计算公式、手术医生及目标屈光度，按"计算"，获得相应数据。

6. 点击左眼"OS"键，计算同前。

7. 按打印键后核对结果并选择保存。

五、注意事项

1. 进行检查前要向被检者交代清楚，检查过程中要保持头位固定，眼球平视前方，因为在采集数据的过程中如果随意移动可能会造成结果的不准确。

2. 检查完成后要注意分析检查结果的准确性，例如，对同一眼的测量结果进行比较，如果偏差较大要进行重复检查。

3. 若两眼结果偏差较大，应结合其他检查来确定结果的准确性。

六、报告解读

IOL-Master 光学生物测量仪报告分析图见图 2-9-2。

| OD 右 | AL: 26.26 mm (SNR = 81.5)
K1: 44.70 D / 7.55 mm @ 177°
K2: 45.18 D / 7.47 mm @ 87°
R / SE: 7.51 mm / 44.94 D
Cyl.: -0.48 D @ 177°
ACD: 3.65 mm
屈光度： 0 D 0 D @ 0°
状态： 有晶状体 | AL: 24.48 mm (SNR = 203.6)
K1: 44.29 D / 7.62 mm @ 36°
K2: 45.79 D / 7.37 mm @ 126°
R / SE: 7.50 mm / 45.04 D
Cyl.: -1.50 D @ 36°
ACD: 3.73 mm
屈光度： 0 D 0 D @ 0°
状态： 有晶状体 | OS 左 |

.ZEISS CT ASPHINA 603P (XL Stabi ZO)		Bausch&Lomb Akreos Adapt		.ZEISS CT ASPHINA 603P (XL Stabi ZO)		Bausch&Lomb Akreos Adapt	
a常数:	118.90	a常数:	118.40	a常数:	118.90	a常数:	118.40
IOL (D)	REF (D)	IOL (D)	REF (D)	IOL (D)	REF (D)	IOL (D)	REF (D)
12.5	-1.03	12.0	-0.93	18.0	-1.02	17.5	-1.03
12.0	-0.71	11.5	-0.61	17.5	-0.69	17.0	-0.70
11.5	-0.40	11.0	-0.30	17.0	-0.37	16.5	-0.37
11.0	**-0.10**	**10.5**	**0.02**	**16.5**	**-0.05**	**16.0**	**-0.04**
10.5	0.20	10.0	0.33	16.0	0.27	15.5	0.28
10.0	0.50	9.5	0.63	15.5	0.58	15.0	0.60
9.5	0.80	9.0	0.93	15.0	0.88	14.5	0.92
正视IOL: 10.84		正视IOL: 10.53		正视IOL: 16.42		正视IOL: 15.94	
Lenstec Softec HDO		Hoya AF-1 FY-60AD Hoya iSert PY-60AD (+)		Lenstec Softec HDO		Hoya AF-1 FY-60AD Hoya iSert PY-60AD (+)	
a常数:	118.50	a常数:	118.60	a常数:	118.50	a常数:	118.60
IOL (D)	REF (D)	IOL (D)	REF (D)	IOL (D)	REF (D)	IOL (D)	REF (D)
12.0	-0.89	12.0	-0.84	17.5	-0.96	17.5	-0.89
11.5	-0.57	11.5	-0.53	17.0	-0.63	17.0	-0.56
11.0	-0.26	11.0	-0.22	16.5	-0.30	16.5	-0.24
10.5	**0.05**	**10.5**	**0.09**	**16.0**	**0.02**	**16.0**	**0.08**
10.0	0.36	10.0	0.40	15.5	0.34	15.5	0.40
9.5	0.66	9.5	0.70	15.0	0.66	15.0	0.72
9.0	0.96	9.0	1.00	14.5	0.97	14.5	1.03
正视IOL: 10.59		正视IOL: 10.65		正视IOL: 16.04		正视IOL: 16.13	

图 2-9-2　IOL-Master 光学生物测量仪报告分析图

AL：眼轴长度；K1：角膜最大屈光力值（曲率半径）及子午线方向；K2：最小屈光力值（曲率半径）

及子午线方向；R/SE：等效屈光力；CyL：角膜散光值

第十节　波前像差仪

波前像差仪（OPD scan）是运用光程差技术检测人眼波前像差量的仪器，能够完整显示角膜、眼内及全眼的像差情况，对临床上客观评估眼球像差及视觉质量等具有重要的应用价值。

一、波前像差仪的基本构造

检查设备主要包括图像采集器及计算机图像处理系统（图 2-10-1 ）。

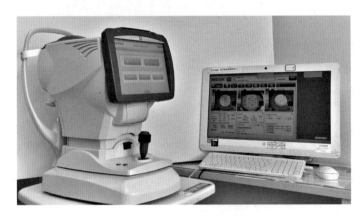

图 2-10-1　波前像差仪

二、临床适用范围

1. 多种人眼波前像差的检测。
2. 视觉质量的客观评估。
3. 眼内人工晶状体植入术后位置及轴向的检测评估。
4. 明、暗环境瞳孔大小的检测。

三、禁忌证

1. 眼球震颤或眼球无法固视者。
2. 因身体等原因无法坚持完成检查者。
3. 理解能力较差或配合度低无法正常检查者。

四、操作步骤

（一）操作前准备

1. 操作环境　安静暗室。
2. 仪器及物品准备　打开电脑主机，打开波前像差仪主机电源。
3. 操作者准备　使用 75% 乙醇棉球消毒下颌托及额托，嘱被检者坐位，调整工作台和角膜地形图仪的下颌托，使被检者下颌放于下颌托上，前额紧靠额托，使眼外眦与外眦标志线对齐，并与其沟通，交代检查中的注意事项，以取得其配合。

（二）操作方法

1. 依次打开电源、升降台及机器，检查仪器是否正常工作。
2. 输入被检者信息，选择自动采集图像模式。
3. 调整桌子的高度，取舒适坐位，下颌放在下颌托上，前额靠紧额托，调整下颌托的高度。

4. 把仪器拉至离被检者最远处，嘱其轻眨眼后尽量睁大眼睛并注视前方固视点，逐渐将仪器移向被检者，直到屏幕上出现其眼睛图像。

5. 调整操作杆使标记正对瞳孔，待标记变为绿色，仪器自动扫描并采集图像。

6. 选择另一眼，操作同前。

7. 将双眼结果同时显示并打印。

五、注意事项

1. 严格执行查对制度，核对被检者姓名、眼别等。

2. 操作前向被检者详细解释，为无创操作消除紧张情绪，取得配合。

3. 操作中动作轻柔、操作有度、勿用力撞击到被检者的眼睛。换测量眼时，要将操作杆回拉远离后方可移向另一只眼，避免移动过程中撞击其眼、鼻。

4. 检查时若有上睑遮挡，可用棉签轻轻提起上睑暴露角膜，切勿用力按压使眼压增高，或使切口迸裂。

5. 对于上睑下垂、睫毛遮挡等情况，均可用棉签轻提上睑，切勿用力。

6. 定期对机器进行清洁消毒，对于急性结膜炎等传染性疾病测量完毕以后应立即用75%乙醇棉球擦拭消毒。

六、报告解读

（一）总览图（图 2-10-2）

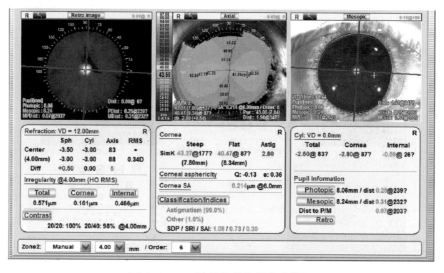

图 2-10-2　波前像差仪报告总览图

（二）像差图（图 2-10-3）

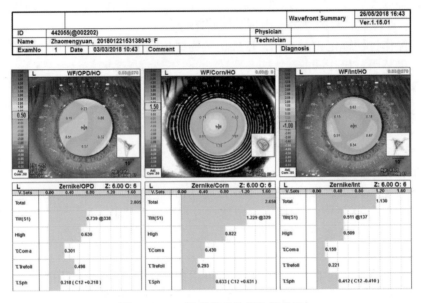

图 2-10-3 波前像差仪报告像差图

（三）光学质量图（图 2-10-4）

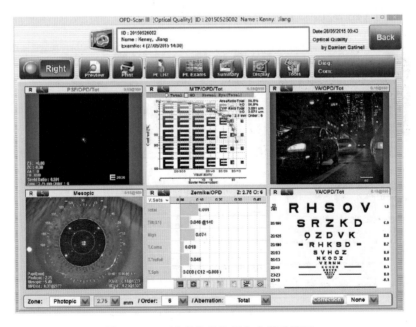

图 2-10-4 波前像差仪报告光学质量图

（四）其他报告分析

波前像差仪在白内障术前检查、高端 IOL 选择方面也具有较好的应用，以下是根据波前像差仪采集的眼球参数对 IOL 优选的相关方法（参考）（表 2-10-1）。

表 2-10-1　根据波前像差仪采集的眼球参数对 IOL 的优选方法

	零球差单焦 IOL	负球差单焦 IOL	球面 Toric IOL	非球面 Toric IOL	多焦点 IOL
角膜散光 CA（规则性）	< 0.75D		≥0.75D		≤1D
角膜高阶像差 HOA @4 mm	—	—	—	—	< 0.3 μm 可选 0.3 ~ 0.5 谨慎 > 0.5 不建议
角膜球差 Cornea SA @6 mm	≤0.2 μm	≥0.2 μm	<0.1 μm	≥0.1 μm	—
瞳孔大小	—	—	—	—	3.0 ~ 5.5 mm （暗室）

思考题

1. 如何分析自动视野计的检查结果？
2. OCT、OCTA 和眼底血管造影的异同点是什么？
3. 眼部 B 型超声的临床适应证有哪些？
4. 白内障术前选择人工晶状体应综合考虑哪些因素？

第 三 章

眼屈光检查

 学习目标

1. 掌握电脑验光仪检查方法。
2. 掌握检影验光检查方法。
3. 掌握综合验光仪常规检查方法。

眼屈光检查分为客观验光和主观验光，客观验光主要是电脑验光仪检查与检影验光，尤其适用于年龄较小的儿童，不适合因精神或年龄状态不能配合的被检者；主观验光主要是综合验光仪检查，适用于主观配合度较高的被检者。

第一节　电脑验光仪检查

通过电脑验光仪初查，提供屈光度数的参考数据。

一、操作前准备

1. 被检者准备　嘱被检者端坐，头部不可偏斜、侧转或前倾后仰。调整座椅高度并固定头位，额头向前贴紧额托，外眦角与固定台上刻度线平齐（图 3-1-1）。

2. 调整屏幕参数　电脑验光仪显示窗口见图 3-1-2，中间黑色部分为被检者瞳孔，左右两侧为双眼的屈光检查结果。

3. 仪器设置　电脑验光仪设置界面见图 3-1-3，其中自动拍摄数量可以调整为 3、2、1 三个选项；雾视时间可以调整为一次、多次；日期 / 时间可以更改格式；球镜 / 柱镜步长有 0.25D 和 0.50D 两个调整

👁 3.1 电脑验光仪检查

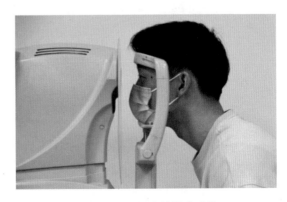

图 3-1-1　固定被检者头位

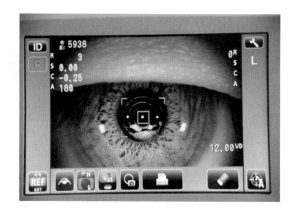

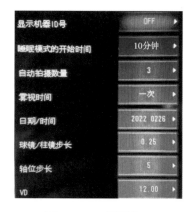

图 3-1-2　显示窗口　　　　　　　　　图 3-1-3　设置窗口

选项；轴位步长可以调整为 5 度和 1 度；VD（镜眼距）可以调整为 12 mm 和 13.75 mm。

4. 操作人员准备　检查者手握操纵杆，可以前后、左右调整检查窗口（图 3-1-4），旋转操纵杆可以垂直调整检查窗口。

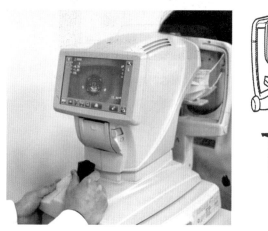

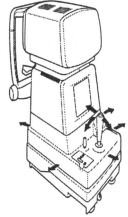

图 3-1-4　电脑验光仪操纵杆

二、操作步骤

1. 检查前须进行消毒，分别消毒额托和下颌托（图 3-1-5）。

2. 选择被检眼角膜顶点至验光仪物镜的距离（镜眼距），一般为 12 mm，镜眼距必须保持正确，否则所测结果会存在偏差。

3. 先检查右眼，检查者手持操纵杆，根据屏幕中眼球位置调整操纵杆（图 3-1-6）。

4. 检查时，将测试光标对准瞳孔中心（图 3-1-7），中间方框虚线线条变为实线时，电脑验光仪自动识别测量 3 次，得到初步验光数据。

5. 右眼测量结束后再测左眼，打印测量结果。

6. 检查结束后电脑验光仪复位，旋紧固定按钮。

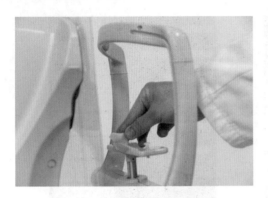

图 3-1-5　消毒额托和下颌托

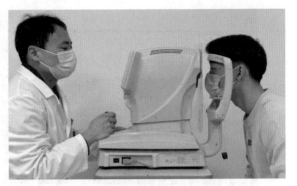

图 3-1-6　操作电脑验光仪

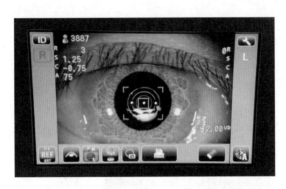

图 3-1-7　检查测试光标对准瞳孔中心

三、注意事项

1. 电脑验光仪检查时必须时刻提醒被检者头位放正，视线必须一直注视前方的检测视标，尽量不眨眼，否则所测结果会存在偏差。尤其是儿童患者，在检查过程中需要不断引导患儿，集中注意力注视前方视标。

2. 电脑验光仪准确度会受到调节的影响，从而导致近视度数偏高，远视度数偏低，这是现阶段电脑验光仪无法避免的缺陷，睫状肌麻痹后电脑验光的屈光不正度数偏倚较小。

3. 电脑验光仪的准确性还会受其他因素影响，尤其是年龄较小的儿童和屈光间质混浊患者，以及因疾病或外伤等原因导致的屈光间质扭曲变形者，电脑验光仪测量误差较大。

四、数据解读

S—球性屈光不正度，C—散光屈光不正度，A—散光轴向，PD—被检者瞳距，S.E.—等效球镜度。

图 3-1-8 中被检者右眼度数为 –2.25D 近视，–1.00D 近视散光，轴向位于 180°；左眼度数为 –2.25D 近视，–0.50D 近视散光，轴向位于 5°，瞳距为 62.5 mm。

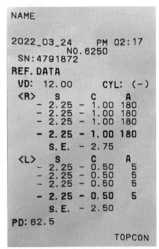

图 3-1-8　电脑验光单

第二节　检影验光检查

　　检影验光的原理是在被检眼前加适量的正球或负球镜使眼内视网膜反射出的光线聚焦在眼前某一位置，即为测定眼远点位置。在远点位置检影，其光斑不产生移动，在远点以内观察为顺动，在远点以外观察为逆动。在检影时，通过观察影动是顺动或逆动并用球镜消解使之达到中和，客观判断被检者屈光不正的性质和程度。

一、操作前准备

　　1. 被检者准备　选择符合被检者瞳距的试戴镜架（图 3-2-1）。

　　2. 仪器准备

　　（1）带状光检影镜：检影镜正面结构从上至下为投射光源、带状光旋转手柄（图 3-2-2）。

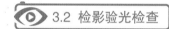

3.2 检影验光检查

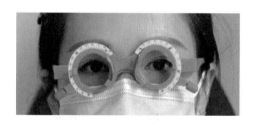

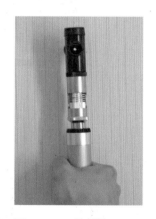

图 3-2-1　试戴镜架　　　　　　　图 3-2-2　检影镜正面图

　　检影镜背面结构为额托、窥孔、会聚光线按钮（图 3-2-3），带状光可以 360° 旋转。

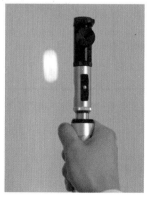
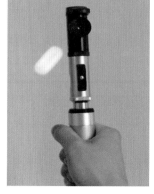

图 3-2-3　检影镜背面图

检影镜开关按钮（图3-2-4），右边绿色按钮是电源开关，左边为光线强度控制开关，W是弱光状态，S为强光状态。

图3-2-4　检影镜开关

（2）镜片箱（图3-2-5）：图3-2-6A为单纯近视镜片，镜片上数字代表屈光度数，此镜片度数为近视200度；图3-2-6B为近视散光镜片，与单纯近视镜片的区别在于散光轴向标记，散光镜片边缘的刻度条为散光的轴向，此镜片度数为近视散光200度。

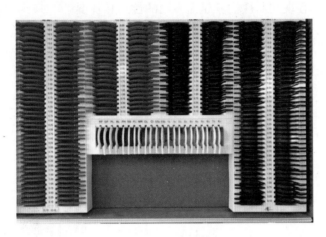

图3-2-5　镜片箱

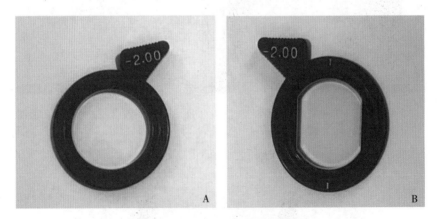

图3-2-6　近视镜片与近视散光镜片

A. 近视镜片；B. 近视散光镜片

图3-2-7A为单纯远视镜片，镜片上数字代表屈光度数，此镜片度数为远视200度；图3-2-7B为远视散光镜片，与单纯远视镜片的区别在于散光轴向标记，此镜片度数为远视散光200度。

（3）检影验光示意图：检影镜发出光线，经眼屈光系统后，在被检眼视网膜形成照明区光斑，此光斑从眼内经眼屈光系统反射出来（图3-2-8）。

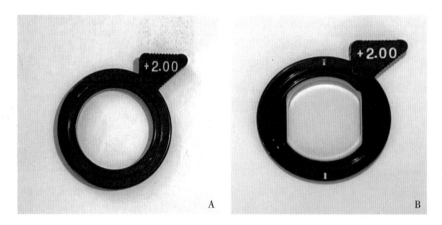

图 3-2-7 远视镜片与远视散光镜片

A. 远视镜片；B. 远视散光镜片

二、操作方法

1. 嘱被检者端坐，正视前方，戴镜者摘下眼镜。

2. 调整被检者高度，视线与前方视标平齐。

3. 选择与被检者瞳距相近的试戴镜架，嘱被检者整个检影验光过程中，双眼始终睁开。

4. 遮挡左眼，先检查右眼，嘱被检者始终注视前方 E 字视标（图 3-2-9）。

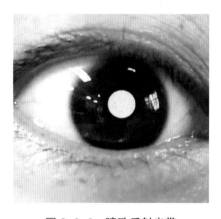

图 3-2-8 瞳孔反射光带

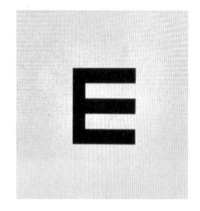

图 3-2-9 E 字视标

5. 检查者与被检者正对而坐，间隔 67 cm 的工作距离，手持检影镜将光带投射入被检者右眼（图 3-2-10），检影光带不能正对被检者视线，应与视轴成一定夹角，位于颞侧 8°～10°。

6. 旋转检影光带观察被检者瞳孔内反光运动情况（图 3-2-11），初步判断被检眼的屈光状态，特别注意观察是否存在散光的特征，即破裂现象、偏斜现象。

7. 若没有散光特征，可以判断为球性屈光不正，需要观察影动是顺动还是逆动，逆动加负球镜消解，直至中和（图 3-2-12）；若为顺动，增加正球镜度数直至中和。

8. 若存在散光，需确认两条主要子午线方向。旋转检影镜光带，首先找到没有破裂现象的两条主要子午线，此时两条主要主子午线方向为 15° 和 105°（图 3-2-13）。

9. 若两条主子午线都是顺动的，先用正球镜中和其中一条度数低的子午线，留另一条子午线的顺动，增加正柱镜直至中和。

10. 若两条主子午线都是逆动的，先用负球镜中和，使两条子午线都变成顺动，一条

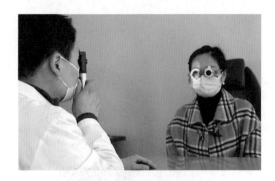

图 3-2-10　检影光带投射入瞳孔

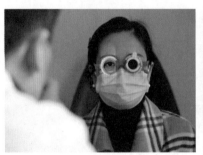
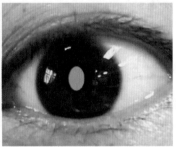

图 3-2-11　观察瞳孔内反光运动情况

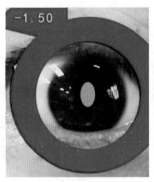
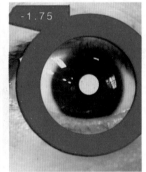

图 3-2-12　负球镜片消解逆动

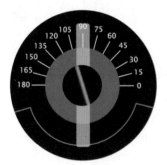
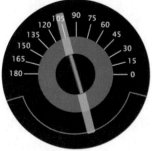

图 3-2-13　寻找散光轴向

子午线正好中和，留另一条子午线的顺动，增加正柱镜直至中和。

11. 若两条主子午线的影动方向相反，即一条顺动、另一条逆动，先用正球镜中和顺动的子午线，留另一条子午线的逆动，增加负柱镜直到中和。

12. 重新检查所有子午线直至全部中和。

三、注意事项

1. 检影验光必须在半暗室中进行，过强的光线会影响检查者的判断。

2. 检影验光过程中，检查者的两眼始终是睁开的，初学者不习惯双眼睁开检查，必须加以改正；双眼检影既可以避免出现调节，又有利于观察周边物体；检查时用右眼检查被检者右眼，用左眼检查被检者左眼。

3. 检影验光的难点在于准确判断散光轴向，要利用断裂现象来判断散光轴位。检影时观察到光带位于135°方向，但瞳孔内的反射光带方向位于180°（图3-2-14A），此时需顺时针旋转检影镜光带，减少检影光带与人眼瞳孔内的夹角，移动到图3-2-14B位置可以发现检影光带基本与人眼瞳孔反射光带平行，此时可以确定散光轴向为180°。

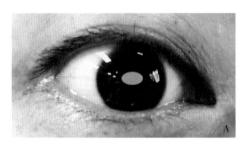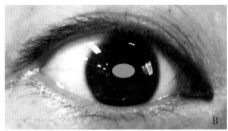

图 3-2-14　准确判断散光轴向

A. 检影光带135°；B. 检影光带180°

四、数据解读

例：右眼球镜中和度数为 +2.00DS，散光镜中和度数为 −1.50DC，轴向为180°；检影中和度数为 R：+2.00DS/−1.50DC×180，在球镜度数上加工作距离的倒数 −1.50D，最终验光结果为 R：（+2.00−1.50）DS/−1.50DC×180=+0.50DS/−1.50DC×180。

第三节　遥控器与投影仪使用

一、遥控器和投影仪的基本结构

遥控器的结构主要包括开关键、视标键、选择键、替换键、红绿键及复原键（图3-3-1）。

2. 投影仪全称视标投影仪，由投影镜头、遥感屏、调焦手轮、遥控器、视标板等组成（图3-3-2）。投影仪主要采用白炽光或LED光源将检查视标影像投照到视标板上。

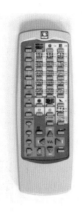

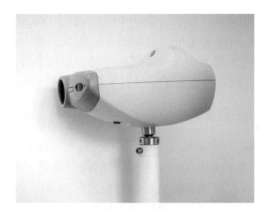

图 3-3-1　遥控器　　　　　　　　　　　图 3-3-2　投影仪

二、使用前的准备工作

1. 仪器准备　检查仪器是否接通电源；检查投影仪开关按钮是否打开，调整投影位置，观察投射视标位置是否居中，对投影仪进行调焦，调整至最佳清晰度。

2. 环境准备　保证检查室为半暗室状态。

三、操作步骤

（一）仪器开启及相应调整

打开总电源，打开投影仪电源，按下遥控器的开关键（图 3-3-3），投影仪启动，此时投放初始视标（图 3-3-4）。

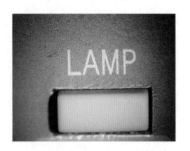

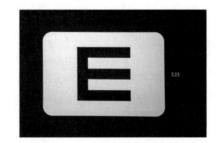

图 3-3-3　遥控器的开关键　　　　　　　图 3-3-4　初始视标

（二）仪器操作

1. 依次按下遥控器的视标键（图 3-3-5），分别投放 E 字视标、数字视标、字母视标及图形视标（图 3-3-6 至图 3-3-9）。

2. 依次按下遥控器的选择键（图 3-3-10），分别投放单行视标、单列视标及单个视标（图 3-3-11 至图 3-3-13）。

3. 依次按下遥控器的替换键（图 3-3-14），以居中的单个视标为例（图 3-3-13），分别投放其紧邻的上方视标、左侧视标、右侧视标及下方视标。

4. 按下遥控器的红绿键（图 3–3–15），可在现有投影视标不变的基础上投放左右等大的红绿双色背景视标（图 3–3–16）。

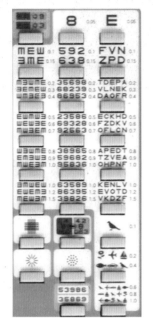

图 3–3–5　遥控器的视标键

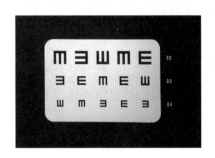

图 3–3–6　E 字视标

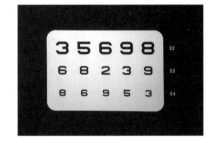

图 3–3–7　数字视标

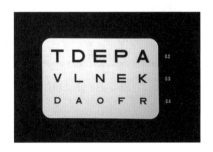

图 3–3–8　字母视标

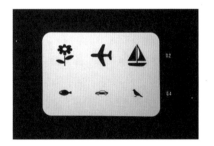

图 3–3–9　图形视标

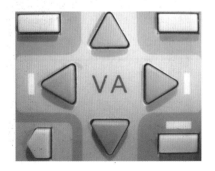

图 3–3–10　遥控器的选择键

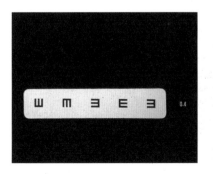

图 3–3–11　单行视标

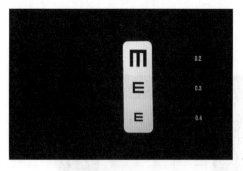

图 3-3-12　单列视标

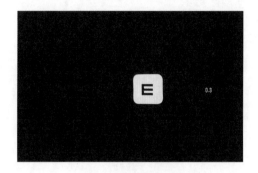

图 3-3-13　单个视标

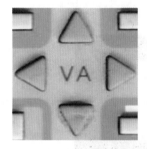

图 3-3-14　遥控器的替换键

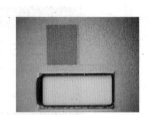

图 3-3-15　遥控器的红绿键

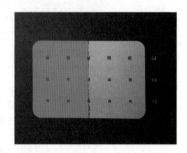

图 3-3-16　红绿双色背景视标

5. 按下遥控器的功能视标键（图 3-3-17），分别投放其紧邻的点状视标、散光盘视标及蜂窝视标（图 3-3-18 至图 3-3-20）。

6. 按下遥控器的复原键（图 3-3-21），恢复显示初始检查视标。

7. 再次按下遥控器的开关键，投影仪熄屏，关闭电源，检查结束。

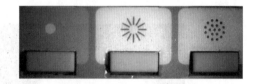

图 3-3-17　功能视标键

图 3-3-18　点状视标

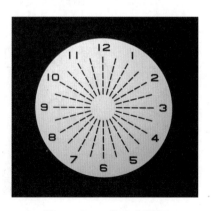

图 3-3-19　散光盘视标

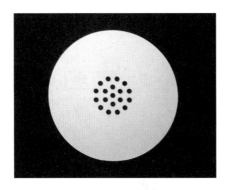

图 3-3-20　蜂窝视标

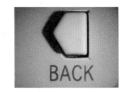

图 3-3-21　遥控器的复原键

四、注意事项

1. 检查时，应牢记遥控器的各个按键及其对应的视标。

2. 检查时检查者应注意小心使用遥控器，避免暴力使用造成遥控器损坏。

3. 注意仪器的维护和保养，使用后及时关闭开关和电源，保持检查房间干燥整洁，并使用防尘布罩。

第四节　综合验光仪主觉验光

综合验光仪验光是对客观验光所获得的屈光度数进行检验，是规范验光的精确阶段。使用的主要仪器为综合验光仪和投影仪。

一、综合验光仪基本构造

综合验光仪主要包括验光盘、投影仪和验光操作台（图 3-4-1 至图 3-4-3）。

3.3　综合验光仪结构（一）

3.4　综合验光仪结构（二）

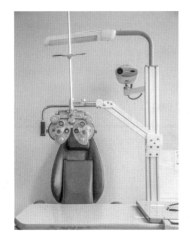

图 3-4-1　综合验光仪

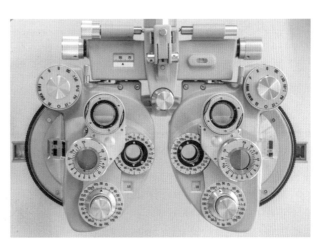

图 3-4-2　验光盘

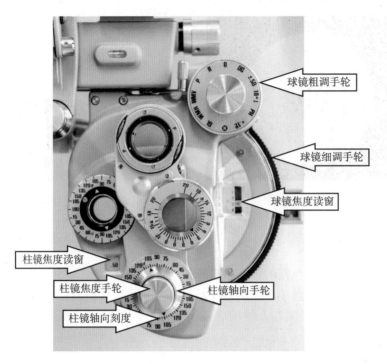

图 3-4-3　主透镜组

二、验光前的准备工作

通过问诊了解被检者的基本资料：姓名、年龄、电话；家族病史：父母有无高度近视、青光眼；戴镜史：何时开始佩戴眼镜、是否经常佩戴、旧镜佩戴时长；原镜屈光度的检测、瞳距检测；职业及对视力的需求。

三、操作步骤

👁 3.5　综合验光仪验光

（一）综合验光仪调整

1. 打开电源开关，视孔归"O"位（图 3-4-4）。

2. 消毒额托与人体接触的部分，防止交叉感染。

3. 被检者坐在检查椅上，戴眼镜者需摘下眼镜（包括角膜接触镜）。

4. 调整座椅高度，让被检者双眼通过视孔正视前方。

5. 调整垂直平衡手轮，保证读窗中气泡位于正中央（图 3-4-5）。

6. 调整光心距与被检者瞳距一致（图3-4-6）。

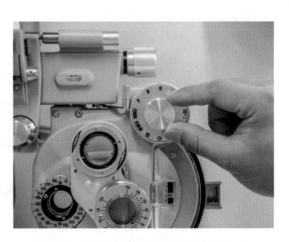

图 3-4-4　双眼内置辅镜手轮归"O"位

7. 调整镜眼距，使角膜前顶点与镜眼距读窗中最长刻度线相切（图 3-4-7）。

8. 调整集合掣（图 3-4-8）。

9. 输入客观验光数据，验证单眼矫正视力接近或好于 1.0。

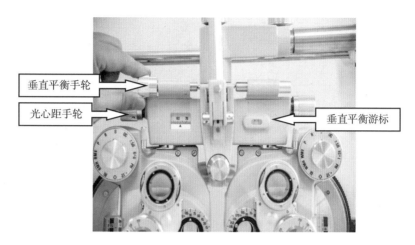

垂直平衡手轮
光心距手轮
垂直平衡游标

图 3-4-5　调整垂直平衡手轮

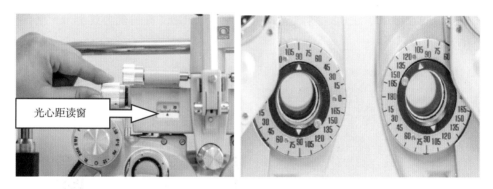

光心距读窗

图 3-4-6　调整光心距

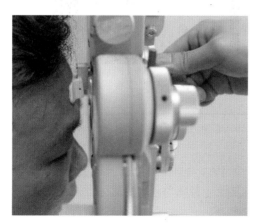

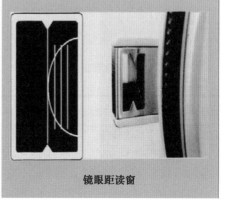

镜眼距读窗

图 3-4-7　调整镜眼距

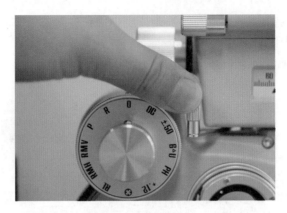

图 3-4-8　**调整集合掣**

集合掣打开：远用；集合掣关闭：近用

（二）双眼同步等量远雾视

1. 输入客观验光结果（图 3-4-9）。

2. 双眼同时递加正镜（减负镜），将被检者视力逐行雾视至 0.3（图 3-4-10）。

3. 雾视时间 3 ~ 5 min。

4. 雾视完成后先检查右眼，左眼辅助镜片至"OC"位。

5. 在右眼前逐渐减少正镜片度数（每次减少 +0.25D），直到视力达到 0.6 左右，预置散光数据者散光需归零。

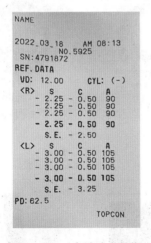

图 3-4-9　**电脑验光数据**

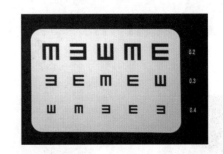

图 3-4-10　**雾视视标**

（三）散光盘检测

1. 初步测定散光轴位

（1）嘱被检者注视散光盘视标（见图 3-3-19），询问散光盘中线条的颜色深浅、浓淡是否均匀一致，若回答均匀，判断不存在散光。若回答不均匀，有深有浅，判断存在散光。

（2）嘱被检者说出散光盘中哪一根线条最深、最黑，遵循对称互换原则：线条对应小

数 ×30= 轴向，调整散光轴位至此轴向。

2. 散光盘测定散光度数

（1）被检眼前添加散光度数 –0.25D，再次询问散光盘上的线条是否还存在深浅、浓淡之分。

（2）若回答无区别，判断散光已被矫正；若有深浅之分，继续添加散光度数，直至所有线条同样清晰。

（四）初次 MPMVA/ 红绿测试（最佳视力的最大正球镜或最小负球镜）

1. 右眼前继续递增负镜或递减正镜至最佳视力，终点为再增加 –0.25D 或减少 +0.25D 视力不再提高。

2. 嘱被检者注视红绿视标（图 3-4-11），先看绿色视标，再看红色视标，再看绿色视标，比较哪个颜色里的视标较清晰或同样清晰。

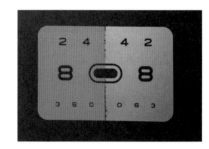

图 3-4-11 红绿视标

3. 若红色视标清晰，说明近视欠矫或远视过矫，增加 –0.25D 或减少 +0.25D 球镜，直至红绿视标同样清晰。

4. 若绿色视标清晰，说明远视欠矫或近视过矫，减去 –0.25D 或增加 +0.25D 球镜，直至红绿视标同样清晰。

5. 红绿视标无法同样清晰者，以红色视标略清为原则。

（五）交叉柱镜精调散光

Jackson 交叉柱镜（JCC）见图 3-4-12。

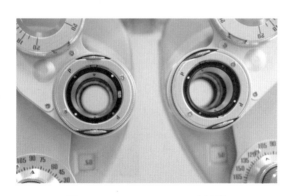

图 3-4-12 Jackson 交叉柱镜

1. 精调散光轴位

（1）投放蜂窝视标（见图 3-3-20）。

（2）调整 JCC 手轮的连线与散光轴向一致（图 3-4-13），嘱被检者注视蜂窝视标。

（3）翻转 JCC 调整手轮。

1）若两面一样清晰，轴位调整结束。

2）若两面不一样清晰，则在清晰的那一面手轮追距离最近的红点（图 3-4-14）。

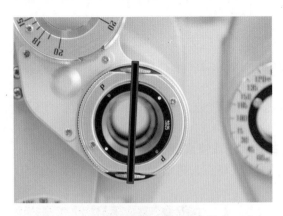

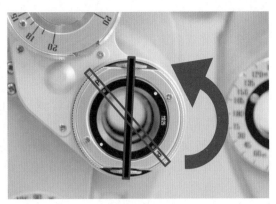

图 3-4-13　JCC 手轮连线与散光轴向一致　　　　图 3-4-14　旋转柱镜轴向手轮

若预置散光度大于 –1.00D，则轴向需向最近红点调整 5 度，再次翻转 JCC；若另一面清楚，则退回 2 度。

若预置散光度小于等于 –1.00D，则追红点 10 度，再次翻转 JCC；若另一面清楚，则退回 5 度。

3）重复以上步骤，直到第一面与第二面同样清楚或同样模糊。

2. 精调散光度数

（1）投放蜂窝视标。

（2）JCC 的 P 点与轴位平行对齐（重合）（图 3-4-15）。

（3）翻转 JCC 手轮。

1）若两面一样清晰，度数调整结束。

2）若一面清晰，另一面不清晰，注意清晰面柱镜的 P 点对准红点还是白点。若红点对准清晰面，说明被检眼负柱镜的度数不够，则增加 –0.25DC。若白点对准清晰面，说明被检眼负柱镜的度数过矫，则减少 –0.25DC。

3）重复步骤 1）、2），直到两面同样清晰或同样模糊。

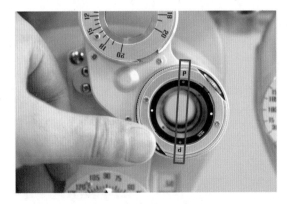

图 3-4-15　P 点与轴位重合

4）若柱镜连续增加或减少 0.50DC，则球镜相应减少或增加 –0.25DS。

（六）再次 MPMVA/ 红绿测试（最佳视力的最大正球镜或最小负球镜）

1. 继续递增负镜或递减正镜至最佳视力，终点为再增加 –0.25D 或减少 +0.25D 视力不再提高。

2. 嘱被检者注视红绿视标，先看绿色视标，再看红色视标，再看绿色视标，比较哪个颜色里的视标较清晰或差不多清晰。

3. 若红色视标清晰，说明近视欠矫或远视过矫，增加 –0.25D 或减少 +0.25D 球镜，直至红绿视标同样清晰。

4. 若绿色视标清晰，说明远视欠矫或近视过矫，减去 –0.25D 或增加 +0.25D 球镜，直至红绿视标同样清晰。

5. 红绿视标无法同样清晰者，以红色视标略清为原则。

右眼检查结束，按上述步骤检查左眼。

（七）优势眼检查

1. 打开双眼视孔，投射点状视标（见图 3-3-18）。

2. 嘱被检者双臂前伸，双手手指互相重叠于眼正前方交叉围成取景框状，双眼从取景框中注视视标（图 3-4-16）。

3. 交替遮盖左、右眼，注视视标不移动的为主视眼（优势眼）。

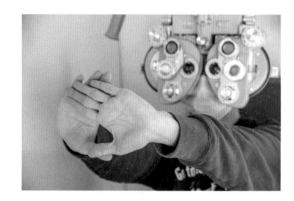

图 3-4-16　双手交叉成取景框状

（八）双眼平衡

1. 双眼同时雾视 +0.75D ~ +1.00D，注视蜂窝视标（见图 3-3-20）。

2. 双眼前放置旋转棱镜，右眼前加 3△BU，左眼前加 3△BD（图 3-4-17）。

3. 询问被检者是否看到两行蜂窝视标，嘱被检者比较两行视标，哪一行较清晰（图 3-4-18），在清晰眼前加 +0.25D 球镜。

4. 重复步骤 3，直至两行视标同样清晰或同样模糊为止。若无法平衡双眼，以优势眼略清为原则。

5. 去除棱镜，使两眼融合。

（九）再次红绿平衡

嘱被检者看红绿视标，先看绿色视标，再看红色视标，再看绿色视标，比较哪个颜色视标清晰或是差不多清晰。

1. 若同样清晰，则说明矫正度数准确。

2. 若红色清晰，则在双眼前增加 –0.25D 球镜或减少 +0.25D 球镜，反复调整直至红绿等清。

3. 若绿色清晰，则在双眼前减少 –0.25D 球镜或增加 +0.25D 球镜，反复调整直至红绿等清。

4. 若红绿无法等清，则保留红色清晰时的最低负镜度数或最高正镜度数。

（十）老视验光步骤

1. 融合交叉柱镜（FCC）初步确定老视附加

（1）保证远用屈光不正度全矫，双眼视孔同时打开。

（2）关闭集合掣，使用近用瞳距，打开照明灯。

（3）双眼前放置 ±0.50D 的交叉柱镜。

（4）40 cm 处放置近交叉十字视标（图 3-4-19）。

（5）询问被检者哪条线更清晰。若水平线清晰，以每次 0.25D 在双眼前同步逐渐增加

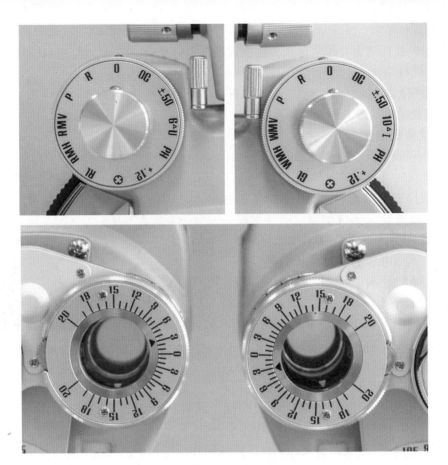

图 3-4-17 右眼 3△BU，左眼 3△BD

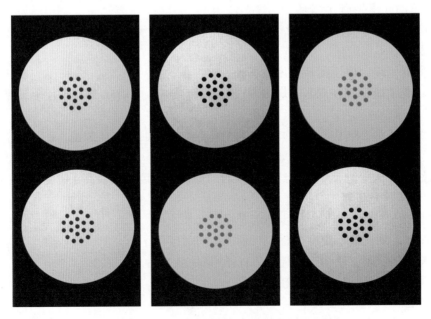

图 3-4-18 比较上下分离的两个蜂窝视标清晰度

正镜，直至被检者报告水平线和垂直线同样清晰，增加度数为老视的初步附加量；若水平线与垂直线无法等清，则以水平线清晰时的最正度数作为终点。

2. 负相对调节/正相对调节（NRA/PRA）测量精确调整老视附加。NRA/PRA 测量在获得老视初步附加量的基础上进行，双眼处于"O"位。

（1）近视力视标（图 3-4-20）置于 40 cm 处，嘱被检者注视最佳视力上一行的视标。

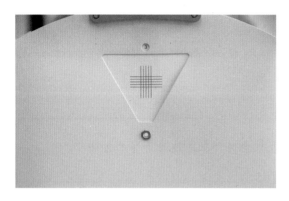

图 3-4-19　近交叉十字视标

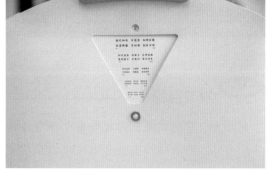

图 3-4-20　近视力视标

（2）先测量 NRA。在被检者双眼前增加正镜片，每次增加 0.25D，直到被检者报告第一次持续模糊。

（3）记录增加的正镜度数总量，即为负相对调节（NRA）的值。

（4）恢复远用屈光度。

（5）测量 PRA。在被检者双眼前增加负镜片，每次增加 0.25D，直到被检者报告第一次持续模糊。

（6）记录增加的负镜度数总量，即为正相对调节（PRA）的值。

（7）老视附加的精确调整：

$$（NRA+PRA）/2+ 老视初步附加量 = 老视附加量$$

例：被检者初步附加量为 +3.00D，NRA = +1.75D，PRA = −2.75D，则被检者的老视附加量为 +3.00D+（+1.75D−2.75D）/2 = +2.50D。

3. 确定老视附加。根据被检者的习惯性距离进行 ±0.25D 的调整，进行试镜架试戴。

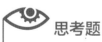 思考题

1. 电脑验光时被检者产生调节，会对验光结果产生何种影响？
2. 检影中如何区分单纯球性屈光不正与散光屈光不正？
3. 综合验光仪精调散光分为几步？请阐述具体流程？

第四章

双眼视功能及眼球运动功能检查

学习目标

1. 掌握双眼视常规检查、调节检查、聚散检查和眼球运动检查的方法。
2. 熟悉隐斜检查及同视机检查的方法。
3. 了解常用的双眼视异常训练方法。

双眼视是外界物体的影像分别投射到双眼视网膜对应点，主要是黄斑部，经过大脑视觉中枢对视觉信号的分析、整合，形成一个完整的、具有立体感知印象的过程。健全的双眼视，需要同时满足知觉、运动和中枢三个条件。双眼视功能检查包括双眼视常规检查、调节检查、聚散检查、隐斜检查和同视机检查等，此外本章还介绍几种常用的眼球运动检查和双眼视异常训练方法。

第一节 双眼视常规检查

一、Kappa 角的测量

（一）角膜映光法

1. 检查前准备

（1）环境：正常照明环境。

（2）仪器：手电筒、遮眼板、量尺。

（3）人员：被检者放松，依照检查者指示配合。

2. 操作步骤

（1）被检者注视眼前 33 cm 处的手电筒光源，用遮眼板遮盖一眼，观察另一眼的角膜映光点与瞳孔中心的相对位置。

（2）用量尺测量角膜映光点与瞳孔中心的距离。

3. 注意事项

（1）检查时检查者需从手电筒光源照射的方向观察。

（2）手电筒位置与被检者双眼视线等高。

4. 结果判读

（1）若角膜映光点位于瞳孔中心，提示 Kappa 角为 0；若角膜映光点位于瞳孔鼻侧，提示 Kappa 角为正 Kappa 角；若角膜映光点位于瞳孔颞侧，提示 Kappa 角为负 Kappa 角。

（2）通过测量角膜映光点与瞳孔中心的距离，可以粗略估计 Kappa 角的大小，1 mm 约等于 7° 或 15$^{\triangle}$。

（二）同视机检查法

1. 检查前准备

（1）环境：正常照明环境。

（2）仪器：同视机、Kappa 角画片。

（3）人员：被检者放松，依照检查者指示配合。

2. 操作步骤

（1）被检者注视 Kappa 角画片上的"0"处，观察角膜映光点偏离瞳孔中心的位置，偏于鼻侧为正 Kappa 角，偏于颞侧为负 Kappa 角。

（2）嘱被检者注视画片上的数字和字母，直至角膜映光点移到瞳孔中心为止，此时注视画片上的数值即为 Kappa 角的度数。

3. 注意事项

（1）被检者年龄不能过小，应有一定的理解能力。

（2）单眼抑制的被检者不适宜行同视机检查。

（3）对双眼分别进行检查。

（4）检查过程中调整好机器，包括颌托升降、瞳孔距离及座椅的高度，被检者的眼位需保持不动。

4. 结果判读

（1）若角膜映光点位于瞳孔中心，提示 Kappa 角为 0；若角膜映光点位于瞳孔鼻侧，提示 Kappa 角为正 Kappa 角；若角膜映光点位于瞳孔颞侧，提示 Kappa 角为负 Kappa 角。

（2）被检者角膜映光点移到瞳孔中心时注视画片上的数值即为 Kappa 角的度数，每个数字为 1°。

二、眼位检查和斜视度测量

（一）遮盖 – 去遮盖试验

判断被检者是否存在斜视，并判断斜视的性质（隐斜与显斜）。

1. 检查前准备

（1）环境：正常照明环境。

（2）仪器：看远（近）的调节性视标、遮眼板。

（3）人员：被检者放松，有屈光不正者需在戴合适的矫正眼镜和不戴眼镜两种情况下分别检查。

2. 操作步骤

（1）检查者与被检者相对而坐，被检者注视远处（5 m）的视标或近处（33 cm）的调节性视标。

（2）用遮眼板遮盖一眼，观察对侧眼，遮盖的瞬间观察对侧眼是否有眼球移动。若发现对侧眼有眼球移动，则该眼存在显斜，根据眼球移动的方向判断显斜的性质。若遮盖一眼，对侧眼无眼球移动，则该眼无显斜。

（3）去遮盖，观察被遮盖眼去遮盖时的眼球移动情况，若被遮盖眼有从偏斜位返回正位的眼球移动，则该眼有隐斜，根据眼球移动的方向判断隐斜的性质。若被遮盖眼无眼球移动，则该眼无隐斜。

3. 注意事项

（1）被检者需有注视能力。

（2）屈光不正者需在戴镜或不戴镜的情况下分别测定注视远、近视标的眼位。

（3）限制性斜视无须此项检查。

（4）遮盖时应维持几秒以使融合分离。

4. 结果判读

（1）如果双眼经过遮盖单眼后均无眼球移动情况，表明无显斜视。如果遮盖一眼时对侧眼转变为注视眼而出现眼球移动情况，表明为显斜。如有从外向正位移动表示有外斜视，如有从内向正位移动则表示有内斜视，如有从上向正位移动表示有上斜视，如有从下向正位移动表示有下斜视。

（2）如果双眼去遮盖后均无眼球移动，表明无隐斜。如果被遮盖眼去除遮盖后出现眼球移动情况，表明为隐斜。如有从外向正位移动表示有隐性外斜视，如有从内向正位移动则表示有隐性内斜视，如有从上向正位移动表示有隐性上斜视，如有从下向正位移动表示有隐性下斜视。

（3）内斜符号为"+"，外斜符号为"–"，右眼上斜或左眼下斜记为"R/L"，左眼上斜或右眼下斜记为"L/R"，三棱镜度数记为斜视度数。

（二）交替遮盖试验

判断被检者是否存在斜视（包括隐斜和显斜在内的全部斜视）。

1. 检查前准备

（1）环境：正常照明环境。

（2）仪器：看近的调节性视标、遮眼板。

（3）人员：被检者放松，有屈光不正者需在戴合适的矫正眼镜和不戴眼镜两种情况下分别检查。

2. 操作步骤

（1）被检者注视正前方双眼中位的调节性视标。

（2）用遮眼板遮盖一眼几秒后，迅速移到另一眼前，如此交替进行多次，观察有无眼球移动情况。如无眼球移动情况，表明该眼为正位眼；如有眼球移动情况，则表明有斜视存在。

3. 注意事项

（1）交替遮盖不能区分显斜或隐斜。

（2）遮盖时间要充分，至少 3 s，且在交替遮盖的过程中，遮眼板的移动应迅速，充分打破双眼融合。

（3）有屈光不正者，需在戴镜和裸眼情况下分别检查。

4. 结果判读

（1）若双眼分别去遮盖时均无移动，提示为无斜视的正位。

（2）若去遮盖眼从外向正位移动，提示有外斜视；若去遮盖眼从内向正位移动，提示有内斜视；若去遮盖眼从上向正位移动，提示有上斜视；若去遮盖眼从下向正位移动，提示有下斜视。

（三）Hischberg 法

本法一般只用于检查看近的斜视度。

1. 检查前准备

（1）环境：正常照明环境。

（2）仪器：手电筒、遮眼板、调节性视标。

（3）人员：被检者放松，有屈光不正者需在戴合适的矫正眼镜和不戴眼镜两种情况下分别检查。

2. 操作步骤

（1）将手电筒光源与调节性视标并排放在一起，令被检者注视眼前 33 cm 处的调节性视标，检查者从手电筒的后方观察。首先遮盖一眼，观察未遮盖眼的角膜映光点，若映光点位于瞳孔中心，则 Kappa 角为 0；若映光点位于瞳孔中心的鼻侧或颞侧，提示该被检眼为正 Kappa 角或负 Kappa 角。使用同样方法检查另一眼。

（2）被检者若有斜视，观察双眼角膜映光点，根据角膜映光点与单眼注视时角膜映光点、瞳孔缘和角膜缘的相对位置，可判断出斜视的类型和程度（图 4-1-1）。

（3）裸眼和戴镜状态下分别检查，sc 代表裸眼，cc 代表戴镜。

3. 注意事项

（1）一般只检查被检者看近的斜视度，且受 Kappa 角的影响，只能粗略估计斜视度，不能依此计算手术量。

（2）检查时检查者需从手电筒光源照射的方向观察。

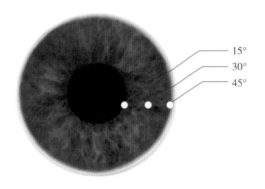

图 4-1-1 Hischberg 法

（3）手电筒位置与被检者双眼视线等高。

（4）有屈光不正者，需在戴镜和裸眼情况下分别测量斜视度。

4. 结果判读

（1）若双眼注视时角膜映光点位于单眼注视时的位置，眼位记为正位；若双眼注视时角膜映光点在单眼注视映光点内侧，眼位记为外斜；若双眼注视时角膜映光点在单眼注视映光点外侧，眼位记为内斜；若双眼注视时角膜映光点在单眼注视映光点上方，眼位记为下斜；若双眼注视时角膜映光点在单眼注视映光点下方，眼位记为上斜。

（2）若映光点位于瞳孔缘，斜视度约为 15°，位于角膜缘约为 45°，位于瞳孔缘和角膜缘之间约为 30°。内斜符号为"+"，外斜符号为"−"，右眼上斜或左眼下斜记为"R/L"，左眼上斜或右眼下斜记为"L/R"。例如，+30°，L/R15° 表示内斜 30°，左眼比右眼高 15°。

（3）若有 Kappa 角，应进行相应的修正，方法是粗略估计的斜视度（带上正负号）加上 Kappa 角（带上正负号）。例如，Hischberg 法粗略定量为 −15°，测得 Kappa 角为 +5°，则斜视度修正为 −10°。

（四）Krimsky 法

本法用于测量不合作的儿童和一眼视力低下的知觉性斜视者的斜视度。

1. 检查前准备

（1）环境：正常照明环境。

（2）仪器：手电筒、三棱镜片。

（3）人员：被检者放松，有屈光不正者需在戴合适的矫正眼镜和不戴眼镜两种情况下分别检查。

2. 操作步骤

（1）被检者注视眼前 33 cm 处或 5 m 处的手电筒光源，同 Hischberg 法，根据角膜映光点的位置判断斜视的类型。

（2）该法可对斜视度数进行定量检查。使用三棱镜片置于注视眼眼前，若角膜映光点不在瞳孔中心，则使三棱镜尖端与眼位同向，不断增加或减少三棱镜度数，使得双眼的角膜映光点对称地位于瞳孔中心。使用的三棱镜片度数即为斜视度数（图 4-1-2）。

（3）斜视度的符号同 Hischberg 法，单位替换为棱镜度"△"，如 −30△ 代表外斜 30△。

（4）裸眼和戴镜状态下分别检查，sc 代表裸眼，cc 代表戴镜。

3. 注意事项

（1）可检查被检者看近或看远的斜视度，一般用于不能配合检查的幼儿和单眼视力低下的知觉性斜视者的斜视度测量。

（2）检查时检查者需从手电筒光源照射的方向观察。

（3）手电筒位置与被检者双眼视线等高。

（4）有屈光不正者，需在戴镜和裸眼情况下分别测量斜视度。

4. 结果判读

（1）根据双眼注视时角膜映光点的位置，分别在双眼上叠加三棱镜片，使双眼的角膜映光点对称地位于瞳孔中心，眼位正位时三棱镜的度数即为斜视度数。

（2）内斜符号为"+"，外斜符号为"−"，右眼上斜或左眼下斜记为"R/L"，左眼上斜或右眼下斜记为"L/R"。

（五）双马氏杆试验

本法用于对旋转斜视进行主观定量检查。

1. 检查前准备

（1）环境：暗室环境。

（2）仪器：双马氏杆、试镜架、手电筒、12△BD 的三棱镜片。

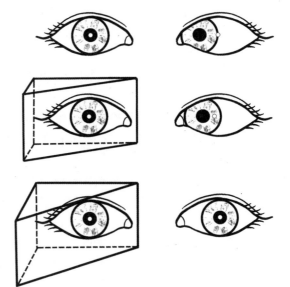

图 4-1-2　**Krimsky 法**

（3）人员：被检者放松，有屈光不正者需在试镜架上增加相应屈光度的镜片。

2. 操作步骤

（1）将双马氏杆分别垂直放置于试镜架上，检查者试戴，注视 33 cm 远处手电筒，在一眼前放置一 $12^\triangle BD$ 的三棱镜片使两条亮线分离，看到的两条亮线水平相互平行。

（2）让被检者戴试镜架注视 33 cm 远处手电筒，如被检者看到的两条亮线水平相互平行，则表示无旋转性斜视；若被检者看到一条线平直，另一条线倾斜，则嘱被检者调整所见为倾斜线的眼的马氏杆，直至两条亮线平行，在试镜架刻度上读出的马氏杆旋转度数即旋转斜视的度数。

（3）同样方法检查视远（5 m）的旋转斜视度数。

3. 注意事项

（1）检查过程中需保持试镜架的位置端正，头位始终直立。

（2）根据需要，双马氏杆试验可在任一诊断眼位进行。

（3）有屈光不正者，需在试镜架上增加相应屈光度的镜片。

4. 结果判读

（1）若被检者戴试镜架看到的两条亮线相互平行，则表示无旋转斜视。

（2）若被检者看到一条线平直，另一条线倾斜，则让被检者调整所见为倾斜线的眼的马氏杆，直至两条亮线平行，在试镜架刻度上读出的马氏杆旋转度数即旋转斜视的度数（图 4-1-2）。

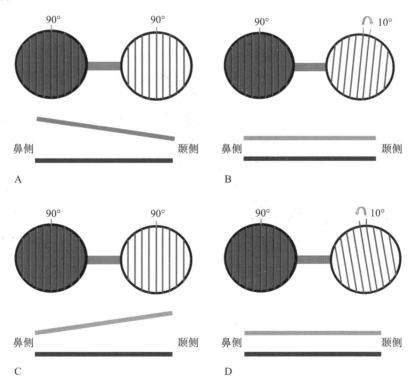

图 4-1-3　双马氏杆试验

A. 内旋斜视被检者看到一眼的线条鼻侧高、颞侧低；C. 外旋斜视被检者看到一眼的线条鼻侧低、颞侧高；

B、D. 旋转马氏杆，使双眼看到的线条平行

第二节 调 节 检 查

一、调节幅度检查

（一）移近法

测量被检者的调节幅度，为双眼视功能异常提供诊断依据。

1. 检查前准备 调节幅度测量卡（图 4-2-1）、测量尺、照明灯。

2. 操作步骤

（1）被检者配戴远用矫正眼镜。

（2）打开照明灯，照亮调节幅度测量卡，选择被检者最佳视力上一行的视标作为检测视标。

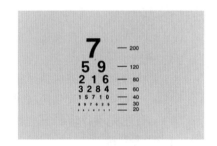

图 4-2-1 调节幅度测量卡

（3）遮盖非测试眼，将调节幅度测量卡置于未遮盖眼的正前方约 40 cm 处（图 4-2-2），以 5 cm/s 的速度缓慢向被检眼移动，询问视标是否出现模糊现象。

（4）当被检者告知视标出现"持续性模糊"时，记录此位置到眼镜平面的距离（图 4-2-3）。

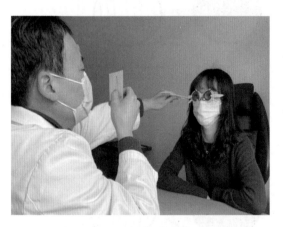

图 4-2-2 调节幅度测量（1）

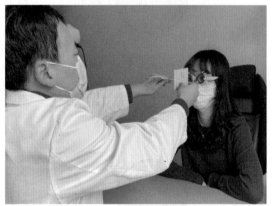

图 4-2-3 调节幅度测量（2）

（5）计算此距离的倒数，即为该眼的调节幅度。例如，在眼前 10 cm 处被检者告知视标"持续性模糊"，则调节幅度为 0.1 m（以米为单位）的倒数，最终结果为 +10D。

（6）遮盖已测试眼，同样步骤测量另一眼。

（7）用同样步骤可以检查双眼调节幅度。

3. 注意事项

（1）年龄是影响调节的重要因素，调节幅度随年龄的增长有下降趋势。

（2）单眼与双眼的调节幅度也存在区别，主要是由于双眼测量时，被检者要求保持单一的清晰视标，除了反应性调节、近感知调节外，还有集合性调节的成分，因此双眼测量的调节幅度会高于单眼测量的调节幅度。

4. 结果判读　调节幅度（AMP）正常参考值 = 18–1/3 乘以年龄，标准差为 ±2D。

（二）负镜片法

测量被检者的调节幅度，为双眼视功能异常提供诊断依据。

1. 检查前准备　综合验光仪、近视力表、照明灯。

2. 操作步骤

（1）在综合验光仪上设置被检者的远用屈光度数（图 4-2-4），调整近用集合掣，双眼置于"O"位。

（2）打开近用灯，照亮近视力表，选择被检者最佳视力上一行的视标作为检测视标。

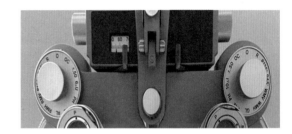

图 4-2-4　综合验光仪调整

（3）近视力表固定于 40 cm 处，遮盖非测试眼，逐渐增加 –0.25D 直至被检者首次报告出现持续性视标模糊，记录增加的负镜片度数。

（4）调节幅度为所增加负镜片度数的绝对值再加上 40 cm 距离的倒数（2.5D）。

3. 注意事项

（1）负镜片对视标有一个缩小作用，这种作用随着镜片度数的增加变得明显，造成 AMP 低估；由于移近法的视角在近处会比较大，造成 AMP 的高估，通常情况下负镜片法测量出的数值比移近法会低 2D 左右。

（2）临床上一般建议使用移近法测量调节幅度，其对调节异常的诊断更有意义。

4. 结果判读　负镜片法测得的调节幅度（AMP）正常参考值为 2D，通常小于移近法测得的调节幅度。

二、调节反应检查

（一）单眼检影法

检查者通过观察被检者瞳孔内反射光的影动来确定调节滞后 / 超前量。

1. 检查前准备　检影镜、MEM 检影卡、试镜片。

2. 操作步骤

（1）将 MEM 检影卡置于检影镜上，检查者坐于被检者正前方，有屈光不正的被检者需戴远用矫正眼镜。

（2）遮盖非测试眼，使用垂直光带，指导被检者阅读卡片上的文字。

（3）被检者阅读时，迅速检影并快速在被检者眼前放入预估度数的镜片直至达到中和，记录测量的镜片度数。

（4）重复上述步骤，测量另一只眼。

3. 注意事项　低龄儿童进行调节反应检查时，MEM 检影法更易吸引儿童注意力，被检者配合度较好。

4. 结果判读　MEM 检影法正常参考值为 +0.50D，标准差为 ±0.25D（"+"表示调节滞后，"–"表示调节超前）。

（二）融合交叉柱镜法

在保持双眼融像的前提下，利用交叉柱镜检测调节反应量。

1. 检查前准备　综合验光仪、FCC 视标。

2. 操作步骤

（1）在综合验光仪上设置被检者的远用足矫屈光度，FCC 视标（见图 3-4-19）位于眼前 40 cm 处，调整瞳距等相关参数，保证房间昏暗照明。

（2）双眼前放置交叉柱镜片。

（3）嘱被检者观察 FCC 视标，说出横线和竖线哪一组清晰或一样清晰。若报告竖线清晰，则降低房间的照明度，降低后仍然竖线清晰，翻转 JCC 再比较；若被检者报告横线清晰或横线竖线一样清晰，则双眼同时以 +0.25D 的梯度增加正镜片，直至被检者报告竖线清晰，再以 +0.25D 的梯度减少正镜片，直至两组线条一样清晰。

3. 注意事项　使用融合交叉柱镜（FCC）检查调节反应，与 MEM 检影法检查相比，容易受被检者的主观影响，重复性逊于 MEM 检影法。

4. 结果判读　FCC 法正常参考值为 +0.50D，标准差为 ±0.50D（"+"表示调节滞后，"–"表示调节超前）。

三、正负相对调节检查

正、负相对调节（NRA/PRA）是测量集合保持固定的情况下，能放松/调动的最大调节量，可以为双眼视功能异常提供诊断依据。

1. 检查前准备　综合验光仪、近视力视标（见图 3-4-20）、近用灯。

2. 操作步骤

（1）在综合验光仪上设置被检者远用屈光度，40 岁以上的被检者需添加老视度数，近视力视标置于 40 cm（图 4-2-5），调整近用集合掣，双眼置于"O"位。

（2）嘱被检者看近视力视标最佳视力上一行的视标，先做 NRA，双眼同时以 +0.25D 的梯度加正镜片直至被检者首次报告视标持续模糊，所增加正镜片的量即为 NRA 的值。

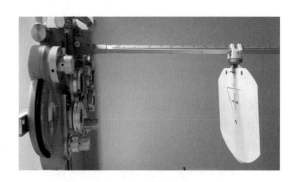

图 4-2-5　近视力视标放置于 40 cm

（3）双眼调整至远用屈光度，被检者确认视标清晰后开始做 PRA，双眼同时以 –0.25D 的梯度增加负镜片直到被检者首次报告视标持续模糊，记录所增加负镜片的度数，即为 PRA 的值。

3. 注意事项　正、负相对调节检查可作为某些双眼视功能异常的间接指标，例如，NRA 偏低说明调节放松的能力不佳，可见于调节过度、调节灵活度不足，也可见于集合不足、单纯性外隐斜、融像性聚散功能障碍等情况，具体需要结合其他双眼视功能检查结果综合分析判断。

4. 结果判读　正常参考值：NRA+2.00D，标准差 ±0.50D；PRA-2.37D，标准差 ±1.00D。

四、调节灵活度检查

调节灵活度检查是测量调节刺激在不同水平变化时人眼所做出的调节反应速度，即测量人眼调节变化的灵敏度。

4.1 调节灵活度检查

1. 检查前准备　±2.00D Flipper 镜（图 4-2-6）、近用视力表（图 4-2-7）、眼罩、照明灯、计时器、偏振片。

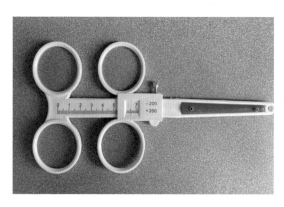

图 4-2-6　Flipper 镜

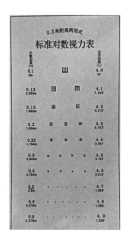

图 4-2-7　近用视力表

2. 操作步骤

（1）被检者配戴远用屈光矫正眼镜，手持近用视力表于 40 cm 处，照明良好，嘱被检者注视最佳视力上一行视标。

（2）将 +2.00D 的镜片置于被检者眼前（图 4-2-8），嘱被检者看清晰时读出，一旦读出迅速翻转到 -2.00D 并引导被检者阅读，待读出时再次翻转到 +2.00D，如此反复。

（3）正负两次记录为一个周期，记录 1 min 内的翻转周期数，单位为 cpm。

（4）按上述步骤检测另一眼。

（5）按上述步骤检测双眼，在双眼检查时为避免有单眼抑制的发生，需使用偏振片。

3. 注意事项　调节灵活度检查一般先检查双眼，若双眼检查时出现困难或异常，单眼检查的结果对诊断有直接意义。如果单眼和双眼均不能通过，说明调节灵活度有问题，原发问题在于调节；若单眼能通过，双眼不能通过，说明原发问题在于聚散。

4. 结果判读

（1）单眼调节灵活度（±2.00D 翻转镜）

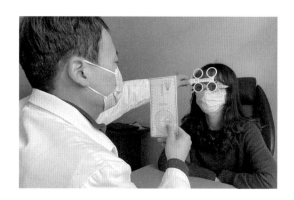

图 4-2-8　调节灵活度检查

　　6 岁正常值：5.5 cpm，标准差 ±2.5 cpm

　　7 岁正常值：6.5 cpm，标准差 ±2.0 cpm

　　8～12 岁正常值：7.0 cpm，标准差 ±2.5 cpm

　　13～30 岁正常值：11.0 cpm，标准差 ±5.0 cpm

　　30～40 岁无正常值

（2）双眼调节灵活度

儿童（±2.00D 翻转镜）

　　6 岁正常值：3.0 cpm，标准差 ±2.5 cpm

　　7 岁正常值：3.5 cpm，标准差 ±2.5 cpm

　　8～12 岁正常值：5.0 cpm，标准差 ±2.5 cpm

成人（根据调节幅度确定反转透镜大小）

　　正常值：10.0 cpm，标准差 ±5.0 cpm

第三节　聚散检查

一、集合近点的测量

判断被检者是否存在集合功能异常。

1. 检查前准备

（1）环境：正常照明环境。

（2）仪器：瞳距尺、调节性视标或笔灯。

（3）人员：被检者放松，依照检查者指示配合。

2. 操作步骤

（1）被检者戴上屈光不正全矫眼镜。

（2）将瞳距尺零位与被检者眼外眦部对齐。

（3）将小的调节性视标或笔灯置于被检者两眼正前方 40 cm 处，逐渐移近被检者，嘱被检者努力注视视标或笔灯，并报告何时视标变成两个，何时发生复视。记录此时视标至两眼回旋点连线中点的距离即为集合近点距离（破裂点值）。

（4）再将视标或笔灯逐渐移远，问被检者何时视标又恢复成一个。记录此时视标至两眼回旋点连线中点的距离，即为恢复点值。

（5）记录结果：集合近点通常记录破裂点值 / 恢复点值，8 cm/12 cm。

（6）重复上述检查 2～3 次。

3. 注意事项　集合近点的检查通常要重复几次，看看被检者疲劳后的效果。当重复检查 5 次或更多次时，有相关症状的被检者集合能力通常会显著减弱，而没有症状的被检者集合能力变化很小。

4. 结果判读

（1）集合近点的期望值是 6～10 cm。

（2）集合近点如果小于 5 cm，说明被检者可能存在集合过度。

（3）集合近点如果大于 10 cm，说明被检者可能存在集合不足。

二、正负融像性聚散的检测

判断隐斜检查结果正常但临床症状明显的被检者正负融像性聚散是否异常。

（一）平滑聚散的检查

1. 检查前准备

（1）环境：正常良好光线环境。

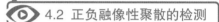 4.2 正负融像性聚散的检测

（2）仪器：综合验光仪，远（近）视力表，Risley 棱镜（图 4-3-1）。

（3）人员：被检者放松，有屈光不正者需戴合适的矫正眼镜。

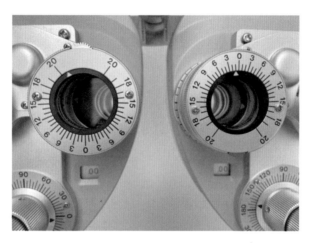

图 4-3-1　Risley 棱镜

2. 操作步骤

（1）被检者佩戴合适的矫正眼镜。

（2）距离被检者 40 cm 处或 5 m 处放置近视力表或远视力表的视标，Risley 棱镜归零。

（3）嘱被检者注视视标，保持视标单一且清晰，先检测 BI 方向，$1^{\triangle}$/s，记录模糊点（视标模糊时的棱镜度数），破裂点（视标变成两个）。

（4）到达破裂点继续加 2~4 s，逐渐降低 BI 棱镜，直至视标再次单一且清晰，记录恢复点（视标又变成单个）。

（5）重复步骤（3）和（4），进行 BO 方向检测。

3. 注意事项

（1）有屈光不正者，需要在戴镜情况下检测。

（2）注视视标时，尽量保持视标单一且清晰，一旦出现模糊，及时告知检查者；有时被检者没有感觉视标模糊就直接看到视标变成两个，模糊点记为"x"。如果测得恢复点时的棱镜方向与原来相反，则用"-"表示。

（3）平滑聚散检查使用综合验光仪。

4. 结果判读　根据 Morgan 标准（临床成人人群）：远距 BI x/7/4，标准差 x/3/2；远距 BO 9/19/10，标准差 4/8/4。

（二）阶梯聚散的检查

1. 检查前准备

（1）环境：正常照明环境。

（2）仪器：棱镜排，注视棒。

（3）人员：被检者放松，有屈光不正者需戴合适的矫正眼镜。

2. 操作步骤

（1）被检者佩戴合适的矫正眼镜。

（2）视标置于被检者视线水平 40 cm 处，嘱被检者注视视标棒上的字母，并保持单一且清晰，右眼前加 BI，逐渐增加，$2^\triangle$/s，记下模糊点、破裂点，出现破裂点后继续增加至少 $5^\triangle$/s，以 $2^\triangle$/s 降低棱镜，直至视标再次单一且清晰，记录恢复点，如 6/12/8。

（3）重复步骤（2），进行 BO 方向检测。

3. 注意事项

（1）有屈光不正者，需要在戴镜情况下检测。

（2）注视视标时，尽量保持视标单一且清晰，一旦出现模糊，及时告知检查者；有时被检者没有感觉视标模糊就直接看到视标变成两个，模糊点记为"x"。如果测得恢复点时的棱镜方向与原来相反，则用"−"表示。

（3）阶梯聚散可用于不适合采用综合验光仪或无法长久配合的被检者。

4. 结果判读　根据 Morgan 标准（临床成人人群）：远距 BI x/7/4，标准差 x/3/2；远距 BO 9/19/10，标准差 4/8/4。

三、调节性集合与调节比值的测量

调节性集合与调节比值即 AC/A，是指每单位调节引起的调节性集合和每单位调节的比率。通过 AC/A 测量辅助诊断双眼运动异常和为治疗方法的选择提供依据。

（一）梯度法

1. 检查前准备

（1）环境：低照度环境。

（2）仪器：综合验光仪、±1.00D 球镜片、近用视标。

（3）人员：被检者放松，依照检查者指示配合，有屈光不正者需配戴合适的矫正眼镜。

2. 操作步骤

（1）被检者坐在综合验光仪后，在综合验光仪中置入被检者的远用屈光不正矫正度数，瞳距调整为近用瞳距（使集合掣处于集合状态）。

（2）在综合验光仪上用 Von Graefe 法测量被检者注视近距离视标的水平隐斜，记录隐斜的三棱镜度数为△1（外隐斜即 BI 记录为负值，内隐斜即 BO 记录为正值）。

（3）双眼前放入 +1.00D 球镜片。

（4）再次用 Von Graefe 法测量被检者看近用视标的水平隐斜，记录隐斜三棱镜度数为△2。

3. 注意事项

（1）若被检者调节不稳定，可在双眼前各加 ±1.00D 球镜片，分别检查加球镜片后看近用视标的隐斜三棱镜度数，然后取平均值。

（2）检查过程中让被检者始终保持注视视标清晰。

4. 结果判读

（1）梯度法：AC/A =（△1-△2）/D

（2）正常参考值：$3^{\triangle} \sim 5^{\triangle}$/D

（二）计算法

1. 检查前准备

（1）环境：低照度环境。

（2）仪器：综合验光仪、马氏杆、远用及近用视标、瞳距仪。

（3）人员：被检者放松，依照检查者指示配合，有屈光不正者需配戴合适的矫正眼镜。

2. 操作步骤

（1）被检者坐在综合验光仪后，在综合验光仪中置入被检者的远用屈光不正矫正度数。

（2）在综合验光仪上用马氏杆测量被检者的水平隐斜，记录隐斜度数为△F（外隐斜即 BI 记录为负值，内隐斜即 BO 记录为正值）。

（3）在综合验光仪上用马氏杆测量被检者看近用视标的水平隐斜，记录隐斜度数为△N。

（4）使用瞳距仪测量被检者的瞳距（PD）。

3. 注意事项

（1）测量被检者的远、近距离水平隐斜亦可用 Von Graefe 法。

（2）检查过程中让被检者始终保持注视视标清晰。

（3）受到近感知集合的影响，计算性 AC/A 值较梯度性 AC/A 值高些。

4. 结果判读

（1）计算法：AC/A = PD + d（△N－△F）（PD 单位为 cm；d 为检查距离，单位为 m）。

（2）正常参考值：$4^{\triangle} \sim 7^{\triangle}$/D。

第四节 隐斜检查

隐斜检查用于双眼三级视功能无异常、无显斜的被检者，对其隐斜的性质及程度进行定性定量分析，可检查水平隐斜、垂直隐斜、旋转隐斜。

一、Von Graefe 法检测

该方法可用于远、近距的隐斜检查。

（一）检查前准备

1. 环境准备　安静、亮暗可调控的空间。

2. 材料准备　综合验光仪、单个"E"视标、遮眼板。

3. 检查者准备　仪表端庄，严谨、认真地接待被检者，洗手消毒。

4. 被检者准备　眼前后节无明显异常。无显斜，双眼三级视功能无异常。无眼部手术及外伤史。完全矫正双眼屈光不正，头位保持正直，对检查者告知的测试目的、操作过程及注意事项能理解并配合完成测量。

（二）操作步骤

1. 水平隐斜

（1）以远眼位为例，在综合验光仪上，于 5 m 处（近眼位为 40 cm，近用瞳距）投放双眼最佳矫正视力上一行的单个视标，令被检者注视并读出该视标。

（2）右眼放置 $12^\triangle$ 基底朝内的旋转三棱镜，左眼放置 $6^\triangle$ 基底向上的旋转三棱镜，此时可以看到右上和左下方两个视标。

（3）以 $0.5^\triangle$ 为梯度向内转动，逐渐减少右眼的基底向内的棱镜，直至上下行视标垂直方向对齐（图 4-4-1），记录此时的棱镜基底方向和度数，底向外为内隐斜（ESO），底向内为外隐斜（EXO）。

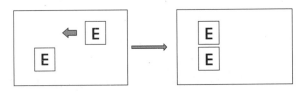

图 4-4-1　水平隐斜检查

（4）重复测量，两次的结果如差值在 3 个棱镜度以内，求均值；差异在 3 个棱镜度以上，需重新测量。

（5）定量记录此时的结果，即为隐斜度数，基底方向表示隐斜的类型，记录时内隐斜为正，外隐斜为负。

2. 垂直隐斜

（1）同水平隐斜测定，在 5 m 处投放双眼最佳矫正视力上一行的单个视标，令被检者注视并读出该视标。

（2）右眼放置 $12^\triangle$ 基底朝内的旋转三棱镜，左眼放置 $6^\triangle$ 基底向上的旋转三棱镜，此时可以看到左下和右上方两个视标。

（3）连续减少左眼前垂直方向棱镜度数，使两个视标垂直方向距离缩小，直至两个视标水平方向对齐（图 4-4-2），记录此时的棱镜基底方向和度数，左眼前三棱镜底向上即为左眼低位，底向下即为左眼高位。余同水平隐斜检测方法。

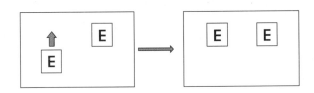

图 4-4-2　垂直隐斜检查

（三）注意事项

1. 用此方法测量隐斜所要注意的是用多少度棱镜来分离双眼，水平和垂直分离度数存在差异。根据棱镜底部朝向，分离双眼所需的棱镜量是变化的。大多数人可以在 2$^\triangle$ 或 3$^\triangle$ 垂直棱镜下融合，所以 4$^\triangle$ 或 5$^\triangle$ 的垂直棱镜就足够保持双眼的分离。

2. 由于各种方法在破坏融合、控制调节及隐斜度定量等方面的差别，可能会出现不同结果。

3. 检查过程中要经常用遮盖物放在眼前反复遮盖，尤其是两个目标接近时，使破坏融合作用更完全，才能得到准确结果。

二、马氏杆透镜检测

（一）检查前准备

1. 环境准备　安静、亮暗可调控的空间。
2. 材料准备　综合验光仪、白色圆形点状视标、遮眼板。
3. 检查者准备　仪表端庄，严谨、认真地接待被检者，洗手消毒。
4. 被检者准备　眼前后节无明显异常。无显斜，双眼三级视功能无异常。无眼部手术及外伤史。完全矫正双眼屈光不正，头位保持正直，对检查者告知的测试目的、操作过程及注意事项能理解并配合完成测量。

（二）操作步骤

在暗环境下，被检者完全矫正屈光不正，头位保持正直。该检查是通过将一眼的物像改变成线状，让双眼看到的物像不同，从而达到消除融合的目的，继而暴露眼位。马氏杆视标由 5 m 距离或 40 cm 距离白色圆形点状视标组成，被检者一眼通过马氏杆透镜观察，另一眼直接观察白色点视标，分析点线位置关系。

1. 水平隐斜测量

（1）右眼水平向红色马氏杆（RMH），左眼置入旋转棱镜，将"0"位调整垂直向，投放点状视标，此时被检者右眼看到一条红色垂直线条（图 4-4-3），左眼看到一个白色圆形点状视标（图 4-4-4），双眼看到的视标虽然形状不同，但因是发自同一个光源，仍有融合的倾向，故在检测前须用遮盖板先将右眼遮盖 3~5 s，移去遮盖板后立即问被检者红色纵向亮线与白色圆形点状视标是否重合。

（2）结果判读

1）如果双眼看到点线重合，说明无水平向隐斜；若右眼所见红色垂直线条在右，左眼所看白色圆形点状视标在左，双眼显示同侧性复视（图 4-4-5）。线在点的右边，由于被检者感觉到的影像经过空间反向投射恰与视网膜所成的像位置颠倒，故此时右眼的目标像在视网膜黄斑左侧，左眼的像在视网膜黄斑右侧，证实被测双眼为内隐斜（ESO）。

2）相反，若被检者诉右眼看到的红色垂直线条在左，左眼看到的白色圆形点状视标在右，双眼显示交叉性复视（图 4-4-6），则右眼的目标像在视网膜黄斑右侧，左眼的目标像在视网膜黄斑左侧，说明被测双眼为外隐斜（EXO）。

3）马氏杆检测方法规律可总结为：影不交叉眼交叉，眼不交叉影交叉，也可以记作"内同外交" 4 个字。

（3）根据内外斜视不同进行后续操作

1）当被检眼诊为内隐斜时，双眼显示同侧性复视，此时左侧旋转式棱镜"0"位为垂直向，将底向游标以 0.5$^\triangle$ 为梯度向外侧转动，被检者可见白色圆形点状视标逐渐向红色

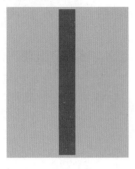  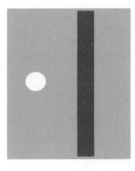 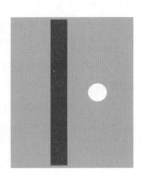

图 4-4-3　右眼所见红　　图 4-4-4　左眼所见白　　图 4-4-5　同侧性复视　　图 4-4-6　交叉性复视
　　色垂直线条　　　　　　色圆形点状视标

垂直线条移动，直至白色圆形点状视标与红色垂直线条重合，读出旋转式棱镜所转动的量值，即为被检眼的内隐斜量。

　　2）当被检眼诊为外隐斜时，双眼显示交叉性复视，则将左眼旋转式棱镜的底向游标以 0.5$^{\triangle}$ 为梯度向内侧转动，用相同的方法测定被检眼外隐斜量。在决定三棱镜底向时，应分析左眼看到的白色圆形点状视标位置偏移的方向，将三棱镜的底向转向点光源所偏移的方向，故三棱镜底向调整的规律可总结为：底向跟着影像跑。

　　2. 垂直隐斜测量

　　（1）检测垂直隐斜时，在被检者右眼加红色竖马氏杆（检查垂直眼位），被检者右眼可见红色横线，左眼可见白色圆形点状视标。

　　（2）马氏杆检测垂直隐斜参照口诀：像低眼高。当被检者右眼所见红色横线在下，左眼所见白色圆形点状视标在上，为右眼上隐斜（图 4-4-7），右眼前放置基底向下的旋转三棱镜使横线视标复位。

　　（3）被检者左眼所见亮点在下，右眼所见红色横线在上，为左眼上隐斜（图 4-4-8），左眼前放置基底向下的旋转三棱镜使横线视标复位。

　　（4）点线重合为正常眼位，垂直见图 4-4-9，水平见图 4-4-10。

  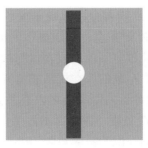 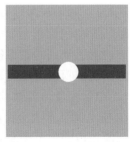

图 4-4-7　右眼上隐斜　　图 4-4-8　左眼上隐斜　　图 4-4-9　点线垂直重合　　图 4-4-10　点线水平重合

（三）注意事项

　　1. 马氏杆透镜检测法测量数据部分存在不稳定的因素，所用视标为非细节视标，不能锁定调节性聚散。

2. 对环境要求比较高，即使在全暗室的条件下，所测值也不尽准确。测量时环境不是全暗室，对结果也有一定的影响。

3. 高度近视被检者该检测的稳定性较差。

三、双马氏杆试验

（一）检查前准备

1. 环境准备　安静、亮暗可调控的空间。

2. 材料准备　综合验光仪、白色圆形点状视标、遮眼板。

3. 检查者准备　仪表端庄，严谨、认真地接待被检者，洗手消毒。

4. 被检者准备　眼前后节无明显异常。无显斜，双眼三级视功能无异常。无眼部手术及外伤史。完全矫正双眼屈光不正，头位保持正直，对检查者告知的测试目的、操作过程及注意事项能理解并配合完成测量。

（二）操作步骤

1. 在暗环境下，被检者完全矫正屈光不正，头位保持正直。该检查用于检测旋转隐斜，通过将人眼的物像改变成线状，让双眼看到不同颜色的线，从而达到消除融合的目的，继而暴露眼位。

（1）马氏杆视标由 5 m 距离或 40 cm 距离白色圆形点状视标组成，一只眼通过白色马氏杆透镜观察，另一只眼通过红色马氏杆透镜观察，分析红、白两条线的位置关系。

（2）在被检者右眼加红色竖马氏杆，被检者右眼所见为红色横线；在被检者左眼加白色竖马氏杆，被检者左眼所见为白色横线。

（3）在被检者右眼放置基底向下的旋转三棱镜，加 $6^\triangle$ 基底向下的三棱镜量值，将被检者右眼所见的红色横线上移。进行三棱镜双眼分视后，被检者右眼所见红色横线在上，左眼所见白色横线在下。

（4）马氏杆检测旋转隐斜参照口诀：顺内逆外（右眼）。

2. 结果判读

（1）被检者所见，上红下白的双色马氏杆呈现相互水平的状态，则为正常（图 4-4-11）。

（2）被检者所见下方的白色横线右低左高顺时针旋转，所见上方的红色横线依然水平，此时被检者为左眼外旋转隐斜，左眼顺外逆内（图 4-4-12）。

（3）被检者所见上方的红色横线右低左高顺时针旋转，所见下方的白色横线依然水平，此时被检者为右眼内旋转隐斜，右眼顺内逆外（图 4-4-13）。

图 4-4-11　正常状态

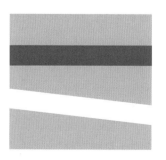

图 4-4-12　左眼外旋转隐斜

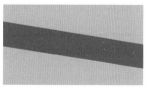

图 4-4-13　右眼内旋转隐斜

（三）注意事项

1. 旋转隐斜：右眼顺内逆外，左眼顺外逆内（双眼判别标准相反）。

2. 马氏杆检测被检者棱镜分视后，右眼所见的红色横线在上，如果被检测者主诉红色横线右低左高（参照右眼顺内逆外的原则），则被检者为右眼内旋转隐斜。

3. 马氏杆检测被检者棱镜分视后，左眼所见的白色横线在下，如果被检者主诉白色横线右低左高（参照左眼顺外逆内的原则），则被检者为左眼外旋转隐斜。

4. 红、白双色马氏杆检查旋转隐斜，检测基本原则一致。但是被检者主诉的主观感受是双眼相反的，这一点初学者一定要特别注意。

四、十字环形视标法

（一）检查前准备

1. 环境准备 安静、亮暗可调控的空间。

2. 材料准备 综合验光仪、十字环形视标、遮眼板。

3. 检查者准备 仪表端庄，严谨、认真地接待被检者，洗手消毒。

4. 被检者准备 眼前后节无明显异常。无显斜，双眼三级视功能无异常。无眼部手术及外伤史。完全矫正双眼屈光不正，头位保持正直，对检查者告知的测试目的、操作过程及注意事项能理解并配合完成测量。

（二）操作步骤

1. 十字环形视标由一个十字和双环视标组成，可以用来检测远用的隐斜眼位，操作方法相对比较简单。

（1）工作距离为 5 m，检测时右眼放置红色滤光片，左眼放置绿色滤光片，由于光谱红绿拮抗的原理，此时右眼可见红色十字形视标（图 4-4-14），左眼可见绿色双环形视标（图 4-4-15）。双眼眼位正常可见红色十字位于圆环正中间（图 4-4-16）。

 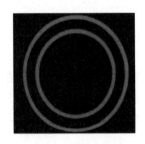 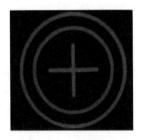

图 4-4-14　红色十字形视标　　图 4-4-15　绿色双环形视标　　图 4-4-16　双眼眼位正常

（2）如红色视标在右，绿色视标在左，双眼呈同侧性复视，结论为内隐斜（图 4-4-17，图 4-4-18）。

（3）如果红色十字视标在左，绿色环形视标在右，双眼则呈交叉性复视，可以诊为外隐斜，图形相反。

（4）红色在上，绿色在下则为左上隐斜（图 4-4-19）。

（5）红色在下，绿色在上为右上隐斜（图 4-4-20）。

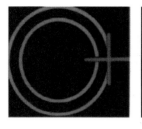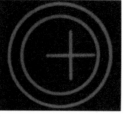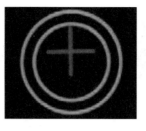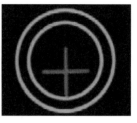

图 4-4-17 内隐斜（1）　图 4-4-18　内隐斜（2）　图 4-4-19　左上隐斜　图 4-4-20　右上隐斜

2. 结果判读

（1）以内隐斜为例，十字视标交叉点与绿色外环右缘相交，诊为 $3^{\triangle}ESO$（图 4-4-17）。

（2）十字视标位于绿色环形以外，十字视标左端触及绿色外环右缘诊为 $4^{\triangle}ESO$。

（3）十字视标右端触及绿色内环右缘，诊为 $1^{\triangle}ESO$（图 4-4-18）。

（4）十字视标交叉点在绿色内、外环之间，诊为 $2^{\triangle}ESO$。

（5）隐斜量值水平、垂直方向都以此为参考。

五、偏振十字视标检测

（一）检查前准备

1. 环境准备　安静、亮暗可调控的空间。

2. 材料准备　综合验光仪、偏振十字视标、遮眼板。

3. 检查者准备　仪表端庄，严谨、认真地接待被检者，洗手消毒。

4. 被检者准备　眼前后节无明显异常。无显斜，双眼三级视功能无异常。无眼部手术及外伤史。完全矫正双眼屈光不正，头位保持正直，对检查者告知的测试目的、操作过程及注意事项能理解并配合完成测量。

（二）操作步骤

1. 偏振十字视标由一个中心区断离的十字形线条视标组成，在检测距离为 5 m 的情况下，右眼内置辅镜 135° 偏振片，左眼内置辅镜 45° 偏振片。能够检测水平隐斜、垂直隐斜、水平 / 垂直联合隐斜，并且对于以上眼位异常可以充分定性、定量。被检者右眼加内置辅镜 135° 偏振片之后只能看到中心断离的纵线视标，左眼加内置辅镜 45° 偏振片之后看到中心断离的横线视标。

2. 根据双眼所见进行定性分析（图 4-4-21）

（1）十字形线条上下左右对称，间断区位于十字形中心，说明被检眼没有隐斜，眼位正常。

（2）垂直线条向右偏移，诊断为内隐斜；若垂直线条向左偏移，诊断为外隐斜。

（3）水平线条向上偏移，为右上隐斜；水平线条向下偏移，为左上隐斜。

（4）水平线条向上偏移的同时垂直线条向右偏移，形成右上方十字形，为内隐斜合并右上斜视。

（5）水平线条向下偏移的同时垂直线条向右偏移，形成右下方十字形，为内隐斜合并左上斜视。

（6）水平线条向上偏移的同时垂直线条向左偏移，形成左上方十字形，为外隐斜合并

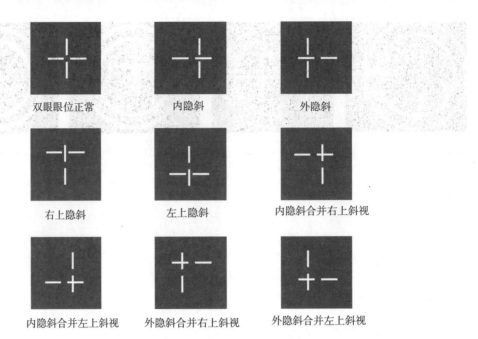

双眼眼位正常　　　　　内隐斜　　　　　外隐斜

右上隐斜　　　　　左上隐斜　　　　内隐斜合并右上斜视

内隐斜合并左上斜视　　外隐斜合并右上斜视　　外隐斜合并左上斜视

图 4-4-21　偏振十字视标检测

右上斜视。

（7）水平线条向下偏移的同时垂直线条向左偏移，形成左下方十字形，为外隐斜合并左上斜视。

（8）注视视标时出现垂直线条比较暗淡，记录结果应为右眼黄斑抑制。如果注视视标时出现水平线条暗淡，此时记录结果应为左眼黄斑抑制。

3. 进行棱镜度的定量分析

（1）测定水平隐斜

1）将旋转棱镜移放于左眼视孔前（也可移放于右眼视孔前）。

2）将旋转棱镜的"0"位放置于垂直向，定性诊断为内隐斜时，将棱镜度游标以 $0.5^{\triangle}$ 为梯度向外侧转动，直至左眼看到的横线向右移动到视标中心位置，此时棱镜度游标所指向的棱镜度为被检眼内隐斜的量值。

3）定性为外隐斜时，则将旋转棱镜的棱镜度游标以 $0.5^{\triangle}$ 为梯度向内侧转动，测定方法同内隐斜。

（2）测定垂直隐斜

1）将旋转棱镜的"0"位放置于水平向。

2）定性诊断为左上隐斜时，将旋转棱镜的棱镜度游标以 $0.5^{\triangle}$ 为梯度向下方转动，直至左眼看到的横线向上移动到中心位置，此时旋转棱镜的棱镜度游标所指向的棱镜度为被检眼左上隐斜的量值。

3）定性诊断为右上隐斜时，将旋转棱镜的棱镜度游标以 $0.5^{\triangle}$ 为梯度向上方转动，测定方法同左上隐斜。

（3）测定水平隐斜合并垂直隐斜的多向隐斜，可将旋转棱镜分别放置于右眼和左眼的视孔前，右侧旋转棱镜的"0"位放置于水平向，用于测定垂直隐斜；左侧旋转棱镜的

"0"位放置于垂直向,用于测定水平隐斜,测定方法同单向隐斜。

六、钟形盘视标法

(一)检查前准备

1. 环境准备　安静、亮暗可调控的空间。

2. 材料准备　综合验光仪、钟形盘视标、遮眼板。

3. 检查者准备　仪表端庄,严谨、认真地接待被检者,洗手消毒。

4. 被检者准备　眼前后节无明显异常。无显斜,双眼三级视功能无异常。无眼部手术及外伤史。完全矫正双眼屈光不正,头位保持正直,对检查者告知的测试目的、操作过程及注意事项能理解并配合完成测量。

(二)操作步骤

1. 钟形盘视标用于检测旋转隐斜。检测距离为 5 m,右眼内置辅镜 135° 偏振片,单独可见十字形指针、中心固视环和周边固视环。左眼内置辅镜 45° 偏振片,单独可见中心固视环及钟盘视标,其外周有一大固视环,大固视环内侧 3、6、9、12 点钟方向有刻度(图 4-4-22)。

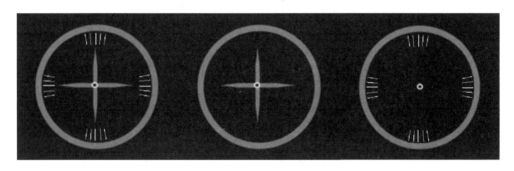

图 4-4-22　钟形盘视标

2. 根据双眼所见进行定性分析

(1)十字形指针视标与周边刻度视标的中心刻度线恰好对齐,此结果表示无旋转隐斜(图 4-4-23)。

(2)十字形指针视标不相垂直,此结果表示被检者右眼光学性旋转隐斜(图 4-4-24)。

(3)出现周边刻度不相对称的情况,此结果表示被检者左眼光学性旋转隐斜(图 4-4-25)。

(4)左眼外环钟盘刻度正位,右眼所见十字呈现正交性顺时针旋转位移,此结果表示被检者右眼特发性内旋转隐斜(顺内逆外)(图 4-4-26)。

(5)左眼外环钟盘刻度正位,右眼所见十字呈现正交性逆时针旋转位移,此结果表示被检者右眼特发性外旋转隐斜(顺内逆外)(图 4-4-27)。

(6)右眼所见十字正位,左眼外环钟盘刻度呈现正交性逆时针旋转位移,此结果表示被检者左眼特发性内旋转隐斜(顺外逆内)(图 4-4-28)。

(7)右眼所见十字正位,左眼外环钟盘刻度呈现正交性顺时针旋转位移,此结果表示被检者左眼特发性外旋转隐斜(顺外逆内)(图 4-4-29)。

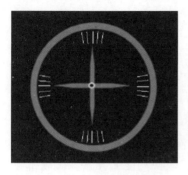
图 4-4-23　双眼眼位正常

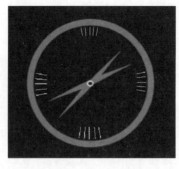
图 4-4-24　右眼光学性旋转隐斜

图 4-4-25　左眼光学性旋转隐斜

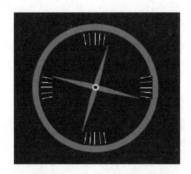
图 4-4-26　右眼特发性内旋转隐斜

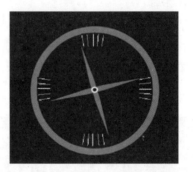
图 4-4-27　右眼特发性外旋转隐斜

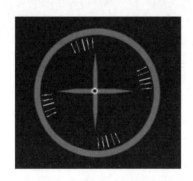
图 4-4-28　左眼特发性内旋转隐斜

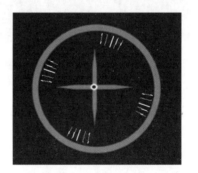
图 4-4-29　左眼特发性外旋转隐斜

3. 定量分析　钟表盘外周刻度每小格间隔 5°，偏振钟盘视标的十字指针和周边刻度错位 1 小格为 5°，被检者一般可耐受 2.5°（错位半小格），这预示着被检者旋转隐斜（错位超过半小格）就会诱发症状。

第五节 同视机检查

一、双眼视觉功能检查

本检查用于检查双眼三级视功能有无异常及受损程度。

（一）检查前准备

1. 环境准备 安静、明亮空间。

2. 材料准备 同视机（附三级功能画片）、瞳距尺。

3. 检查者准备 仪表端庄，严谨、认真地接待被检者，洗手消毒；了解与双眼视有关的一般情况：检查视力、遮盖试验；测量瞳距：被检者的瞳距指双眼分别处于原在位时的瞳孔距离。

4. 被检者准备 完全矫正双眼屈光不正，头位保持正直，对检查者告知的测试目的、操作过程及注意事项能理解并配合完成测量。

5. 仪器准备 调整仪器，把所有刻度盘的指针都调到 0°，特别要注意垂直和旋转的刻度盘。调好被检者的下颌托、额托，令被检者注视目镜中的画片。目镜的距离要等于被检者的瞳距。

（二）同时知觉检查

1. 操作步骤

（1）检查主观斜视角及客观斜视角的度数。使用同时知觉画片（图 4-5-1），被检者双眼同时分别注视两个镜筒内的两张画片，如一张是老虎，另一张是笼子，让老虎关进笼子内，必要时调整镜筒的方向。主观斜视角也称自觉斜视角。使用一级画片，两眼同时注视，调整镜筒位置，把两张画片重叠，如把老虎关进笼子的时候，刻度片上的度数是主观斜视角的度数。客观斜视角也称他觉斜视角。交替点灭光源、单眼注视，注意观察眼球运动情况，根据眼球运动在水平、垂直方向上调整镜筒臂，令双眼单独注视各自画片至交替点灭时双眼均无眼球运动，此时两侧镜筒臂所指的度数之和为客观斜视角。

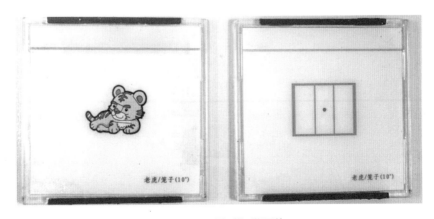

图 4-5-1 同时知觉画片

（2）记录检查结果，例如：客观斜视角 +15°R/L1°。用正负数记录水平度数，正数表示集合的度数或内斜的度数，负数表示外展的度数或外斜的度数。右上隐斜或上斜视用 R/L 表示，反之用 L/R 表示。旋转斜视（在生理状态下没有明显的旋转斜视）记录时，excy 表示外旋，incy 表示内旋。例如：客观斜视角 +15°R/L1° excy3°。

（3）若斜视角不稳定（分离性垂直偏斜、间歇性外斜、调节性内斜等），则检查同时视会有一定困难，此类被检者应当使用大角度的、中空的同时视画片反复检查，或改用其他接近自然视的方法检查。

2. 结果判读

（1）同时知觉画片的老虎进入笼子内，说明有同时视。

（2）同时知觉画片的老虎不能进入笼子，当水平镜筒在一定度数附近移动时，老虎在笼子两侧跳动，称为交叉抑制；该点为交叉抑制点，交叉抑制点往往为一个小的区间。

（3）同时知觉画片的老虎总是在笼子的颞侧，距离很远，不能靠近笼子，称为同侧复视或视网膜对应缺如。

（4）被检者只能看到同时知觉画片中的一个画片，无法成功将老虎推进笼子，称为单眼抑制。

（5）判断被检者主观斜视角与客观斜视角是否相同，如果相同，说明被检者有正常视网膜对应，再进行融合范围及立体视检查；如果两者差异大于 5°，考虑为异常视网膜对应。主观斜视角与客观斜视角相差在 5° 以下者可认为正常。判断为异常视网膜对应前，应排除斜视角不稳定。

（6）同时视是三级视功能的初级功能，但是无同时视是最严重的三级视功能异常，存在同时视的斜视患者治疗效果较好，只有早期矫正斜视才有望获得较好的双眼视功能。

（三）融合功能检查

1. 操作步骤

（1）放置一对融合功能画片（图 4-5-2）。开始检查融合范围前，锁住同视机的双臂，使其同时做聚散运动。该方法可保证双侧同步等量进行，但过程中有间断感。也可由检查者移动操作杆，匀速、缓慢地进行。

（2）使被检者或由检查者移动同视机的镜筒，将两个分离的物像（如两个不完整的机

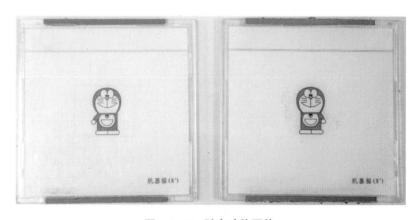

图 4-5-2　融合功能画片

器猫）融合为一个完整的图案，两个控制点即画片中机器猫的左、右手。记录此时刻度盘上的度数，即为重合点。

（3）检查开散性融合的范围：从重合点开始，使同视机双臂做开散运动，被检者的双眼随两侧画片做开散运动。被检者感觉融合画片逐渐模糊，最终突然分离，变成两个机器猫。这一点是开散性融合范围的极限，被检者双眼的融合状态被打破。记录此时刻度盘上的度数。检查过程中检查者需注意观察被检者眼球的运动方向并且及时了解被检者双眼的知觉状态，当同视机的双臂不断分开时，检查者应该观察到被检者双眼突然向相反的方向运动，即眼球向内运动。

（4）检查集合性融合的范围：把同视机的双臂摆在重合点上。调整同视机双臂的位置，使其做集合运动，直到双眼不能继续追随画片做集合运动，被检者看到两个画片迅速分开，可观察到被检者的双眼迅速外展，记录此时刻度盘上的度数。

（5）记录检查结果，如 II 级：–4°～+30°。

2. 结果判读

（1）正常融合范围参考值：集合为 25°～30°（儿童略小），分开为 4°～6°，垂直分开为 2°～4°。

（2）采用不同大小的融合画片，得到的融合范围不尽相同。通常情况下，融合画片越小，如中心凹控制点的画片，则融合范围较小；融合画片越大，如周边控制点的画片，则融合范围较大。

（3）融合功能画片的主观融合位置和同时知觉画片的主观重合位置可能存在一定的差异。

（4）融合功能异常的主要临床表现为：双眼的图像无法融合；虽然能融合但是融合范围窄小，容易发生视疲劳；斜视不断加重，可逐渐出现异常融合功能。融合功能差的被检者，在斜视手术矫正及消除抑制治疗后常会出现难以克服的复视。

（四）立体视觉检查

立体视觉检查操作步骤：用立体视画片（图 4-5-3），选择主观斜视角，进行定性检查。先用视差较大的画片进行检查，被检者能说出两侧画片图案的位置关系（远近、前后等），即为有立体视，记录为（+）。也可进行定量检查，将检查用的立体视画片逐渐过渡

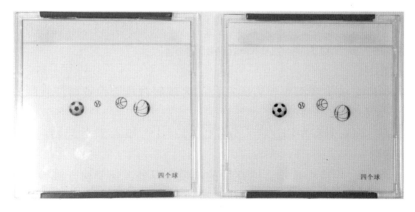

图 4-5-3 立体视画片

到视差较小的画片，可测量出一定范围的立体视锐度。

（五）注意事项

1. 同视机可以进行同时知觉、知觉融合、运动融合及立体视觉的检查。但同视机检查时，被检者的双眼是在分视状态下进行检查的，是一种分离融合、非自然视环境的双眼视功能检查方法，因此不能真实地反映被检者尤其是存在间歇性外斜视的被检者双眼视功能状况。

2. 对存在视皮质抑制的被检者进行视网膜对应检查比较困难。

3. 被检者需双眼具有稳定的注视能力（单眼最佳矫正视力不低于 0.1），对于无注视能力的被检者，检查结果不准确。

4. 被检者的双眼需具有一定的运动功能，眼球运动严重受限的被检者，一般无法进行同视机检查。

5. 同视机检查比较复杂，年幼儿童不易理解与配合，一般建议 3 岁以上使用。

二、斜视角检查

检查各方位斜视度数。

（一）检查前准备

同"双眼视觉功能检查"。

（二）操作方法

1. **交替点灭法**　相当于交替遮盖法。同视机所有刻度盘归零；选用同时知觉画片，被检者注视两个镜筒中的画片，左右侧灯光交替点灭，若被检者眼球不动，被检者的斜视度为 0°。交替点灭两侧的灯光，眼球出现运动，需将镜筒向相反的方向调整。当被检者左眼在左侧灯光亮起时眼球内转，需将单侧或双侧镜筒向外推，直到再交替点灭不出现眼球运动为止，此时刻度盘上的度数即为被检者的斜视度（需分别在左注视及右注视时行斜视度检查）。因近感性集合，内斜视情况下测得的度数比实际度数要大，外斜视时其度数要小。

2. **单眼点灭法**　相当于遮盖 – 去遮盖法。选用同时知觉画片，首先点灭一侧镜筒的灯光，观察对侧眼球的运动方向，调整镜筒的位置。如点灭被检者右眼一侧灯光，观察左眼出现外到中的运动，向外侧移动操作手柄，直至对侧眼注视时不再出现运动。

3. **角膜映光法**　调整双侧镜筒位置，使双眼角膜映光点位于瞳孔中央。如被检者一眼视力低下难以稳定注视或者一眼的运动功能较差，可以选用该法。需注意的是，若存在 Kappa 角，调整角膜映光点时需考虑 Kappa 角的影响。

（三）检查项目

1. **原在位**　所有被检者都要检查原在位的客观斜视角，检查时注视眼一侧的镜筒摆在 0°。

2. **侧向注视**　向右侧和左侧注视。分别以 0°、–15° 和 +15° 为起始刻度，最终检查结果需减去起始度数。

3. **检查 A–V 征**　除检查被检者原在位的斜视角以外，还要检查被检者正上方和正下方的斜视角。使同视机的双臂围绕水平轴上转 25° 和下转 25°。分别检查这三个诊断眼位上的斜视角。

4. 九个诊断眼位上斜视角检查（图4-5-4）包括上方15°：左上、正上和右上；正前方：左侧、原在位和右侧；下方15°：左下、正下和右下。

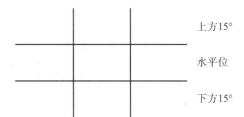

5. 旋转斜视角的测定

（1）方法一：选用两张一级画片，如汽车和房子。当调整镜筒使得汽车进到房子以后，问被检者"汽车的前后轮子都接触到地面吗？有没有一个轮子往上翘起？"，若被检者回答有一个汽车轮子翘起时，调整镜筒的旋转斜视度，直到被检者感觉汽车的前后轮子都接触到地面为止。这时刻度盘上的斜视度就是旋转斜视的度数。

图4-5-4　九方位示意图

（2）方法二：选用十字画片（图4-5-5），调整镜筒使两侧画片中十字交叉点重合，若被检者存在旋转斜视，则所见的画片十字图案不能完全重合，检查者需调整旋转旋钮，使被检者所见的两侧十字完全重合，此时刻度盘上的斜视度即为旋转斜视的度数。

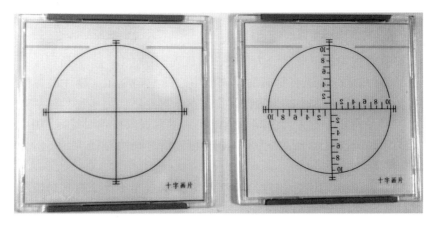

图4-5-5　十字画片

三、同视机视网膜对应检查

判断被检者视网膜对应关系是否正常，根据对应关系制订相关治疗方案；为斜视术后是否出现复视提供参考（异常视网膜对应者，术后正位后可能自觉复视，此种矛盾性复视可以逐渐改变为正常视网膜对应，也可以再建立新的异常视网膜对应，或形成单眼抑制）。

（一）检查方法

1. 详见"同时知觉检查"。

2. 同视机后像法

（1）操作步骤

1）应用后像画片（图4-5-6）分别放置于两侧。

2）移开树脂板，打开较亮的光源。

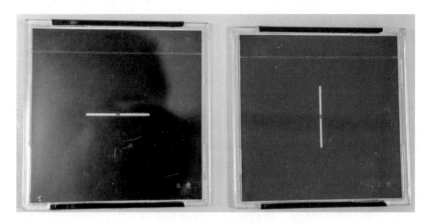

图 4-5-6　后像画片

3）被检者两眼先后注视画片，以产生后像。

4）让被检者注视暗室中的白色墙壁或闭眼，并报告所见的后像。

（2）结果判读：若十字交叉，表示正常视网膜对应；若十字交叉，但一线中间或部分缺失，表示正常视网膜对应，有抑制；若两线不在中间交叉，表示异常视网膜对应；若仅能看见一线，表示另一眼有抑制。

（二）注意事项

同时知觉画片按视角的不同又分为 3 类：黄斑周围型（10°）、黄斑型（5°）及中心凹型（3°）。采用同时知觉画片进行检查时，选取中心凹型同时知觉画片最为精准。但在斜视眼有抑制的情况下，视角太小的画片图案往往落入抑制区而测不出整体对应关系。若画片视角太大，又容易将较小的差异忽略。因此在测量客观斜视角时最好用中心凹型画片，但在测量对应关系时应选用大小适当为斜视眼所能看清之画片为宜。

（三）结果判读

客观斜视角和主观斜视角之差称为异常角。主观斜视角不等于客观斜视角，异常角通常大于 3°。

1. 异常视网膜对应

（1）和谐性异常视网膜对应：一眼中心凹和另一眼的恰与斜视角一致的视网膜部位取得了对应关系。用同时视画片检查时无论客观斜视角如何，主观斜视角都等于 0°，即异常角等于客观斜视角。临床上较为少见，可以存在粗糙的双眼视觉。

（2）企图和谐性异常视网膜对应：主观斜视角在 0° 附近，而且 0° 附近存在抑制区，用同时视画片检查时主观斜视角在 0° 附近交叉跳动，但不能重合。

（3）不和谐性异常视网膜对应：一眼中心凹与另一眼小于斜视角的视网膜部位取得了对应关系，同时视画片检查时主观斜视角位于 0° 至客观斜视角之间的某个位置，即异常角小于客观斜视角。

（4）企图不和谐性异常视网膜对应：主观斜视角在 0° 至客观斜视角之间的某个抑制区。用同时视画片检查时，主观斜视角在 0° 至客观斜视角之间的抑制区处交叉跳动，不能重合。该交叉跳动区的中心可以作为主观斜视角。

2. 对应缺如　存在斜视的被检者双眼只能分别注视，两者对应关系不明确。用同时视画片检查主观斜视角时，在任何位置两张画片既不能重合，也无交叉感，不能回答出对应关系，也不能测出主观斜视角，有时虽能看到双眼画片的图案，但是在双眼明显交替注视情况下看到的，治疗后恢复双眼视觉的可能性较小。

3. 垂直异常视网膜对应　存在垂直斜视的被检者虽然斜视角较小，但是也能引起异常视网膜对应。

4. 双重对应　部分学者认为存在某些斜视的被检者（如间歇性外斜视）正位时可能存在正常视网膜对应，斜视时可能存在其他类型的视网膜对应。

第六节　眼球运动检查

广义的眼球运动包括眼球转动、聚散、调节、眼睑运动、注视、扫视运动、追随运动、前庭眼反射和视动性眼震，同时还需要确保感觉融像和立体视的准确和有效。调节和聚散检查在前面已经介绍，本节不再重复。本节重点介绍注视、追随运动、扫视运动、眼球转动等检查方法。

一、注视

检查眼睛注视性质是否正常。

1. 检查前准备　正常照明环境，被检者若有屈光不正需戴眼镜，检查者持一手电筒。

2. 操作步骤

（1）嘱被检者注视眼前 33 cm 处的手电筒光源，手电筒需与视线等高。

（2）遮盖一眼，观察对侧眼注视的性质，即注视是否稳定或漂移。

（3）单眼注视时，观察两眼角膜映光点是否对称。

3. 注意事项

（1）手电筒需与视线等高。

（2）检查者应从手电筒灯光投照方向观察被检者的眼睛。

二、追随运动

观察眼球追随运动是否正常。

1. 检查前准备　正常照明环境，被检者戴眼镜，检查者持一手电筒。

2. 操作步骤

（1）检查者距离被检者 40 cm。

（2）检查者手持手电筒，按左－右－左、上－下－上、两对角线的方向移动手电筒，幅度不超过 20 cm，嘱被检者眼追随手电筒的光源。

（3）观察注视的准确性，若有两次及以上的注视丢失，即追随异常。

3. 注意事项　手电筒移动幅度不超过 20 cm。

三、扫视运动

观察眼球扫视运动是否正常。

1. 检查前准备　正常照明环境，被检者戴眼镜，检查者持一手电筒。

2. 操作步骤

（1）检查者距离被检者 40 cm。

（2）检查者双手分别持一手电筒，与视线等高，两手电筒距离 10 cm，随机闪烁手电筒。

（3）嘱被检者注视发光的手电筒，两手电筒随机闪烁共 10 次。

（4）若被检者顺利完成，表示正常。

3. 注意事项

（1）手电筒需与视线等高。

（2）检查者应从手电筒灯光投照方向观察被检者的眼睛。

四、单眼运动

观察有无单眼运动受限。

1. 检查前准备　正常照明环境，检查者双手分别持一手电筒。

2. 操作步骤

（1）遮眼板遮盖被检者一眼，嘱其对侧眼注视眼前 33 cm 的手电筒。

（2）检查者手持手电筒上下左右移动，观察被检眼能够运动到的极限位置。

（3）正常情况下，眼球转动的范围为：眼球内转时瞳孔内缘可达上、下泪小点连线，眼球外转时角膜外缘可达外眦角，眼球上转时角膜下缘可达内、外眦的水平连线，眼球下转时角膜上缘可达内、外眦的水平连线稍上一点。

（4）单眼转动受限分为 0 ~ -4 级，0 级为正常，-1 级为轻度转动受限，-4 级为最严重的转动受限，指单眼转动不过中线。

3. 注意事项　检查距离 33 cm。单眼运动只有受限，没有亢进。

五、双眼同向运动

观察双眼各对配偶肌的运动情况。

1. 检查前准备　正常照明环境，检查者持一调节性视标。

2. 操作步骤

（1）被检者双眼注视眼前 33 cm 的调节性视标。

（2）检查者手持调节性视标向正前方、水平向左、水平向右、垂直向上、垂直向下、向右上、向左上、向右下、向左下九个方向运动，被检眼追随调节性视标，观察被检的双眼能够达到的位置（图 4-6-1）。

（3）双眼同向运动异常分为 -4 ~ +4 级：0 级为正常，-4 级为最严重的功能不足，+4 级为最严重的功能亢进。需注意，当观察斜肌功能异常时，最好用遮眼板部分遮盖内转眼使其看不到视标，迫使外转眼注视，才能使内转眼的斜肌功能异常暴露出来（图 4-6-2）。此外，需注意排除由于睑裂异常（如内眦赘皮）造成的假性斜肌异常。

3. 注意事项

（1）检查距离 33 cm。

（2）对年幼儿童可采用发音玩具吸引其注意力，以便进行检查。

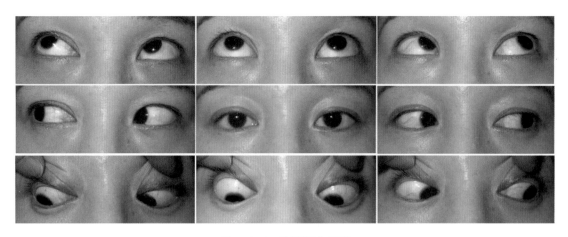

图 4-6-1 双眼同向运动

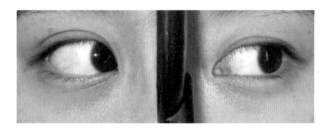

图 4-6-2 双眼同向运动遮盖

六、双眼异向运动

临床上主要指集合近点检查。详见本章第三节。

七、Parks 三步法

Parks 三步法是一种排除诊断法，以确定两眼四条垂直肌和四条斜肌中的麻痹肌（图 4-6-3）。

1. 检查前准备　正常照明环境，检查者持一视标，被检者放松。

2. 操作步骤

（1）被检者注视眼前 3 m 处视标，观察第一眼位时上斜是左眼还是右眼。如右眼上斜视，可能为右眼下转肌组（右眼下直肌、右眼上斜肌）麻痹或左眼上转肌组（左眼上直肌、左眼下斜肌）麻痹，排除了其他四条肌肉。

（2）检查者手持视标水平向左、右移动，观察被检者向左注视和向右注视时哪侧两眼垂直偏斜分离大。若向右侧注视时两眼垂直分离大，则可以排除左转肌群（右眼上斜肌、左眼上直肌），仅剩下右眼下直肌和左眼下斜肌；若向左侧注视时两眼垂直分离大，则可以排除右转肌群（右眼下直肌、左眼下斜肌），仅剩下右眼上斜肌及左眼上直肌。

（3）歪头试验（Bielschowsky head tilt test）：嘱被检者头向右肩或左肩倾斜，利用前庭反射观察头被动向一侧倾斜时的眼位，鉴别一眼上斜肌麻痹还是对侧眼上直肌麻痹。若被检者头向右肩倾斜时右眼上斜视明显，则为右眼上斜肌麻痹。其机制是：当头向右肩倾斜

第一步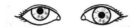

可能麻痹的肌肉：右眼下直肌、右眼上斜肌、左眼上直肌、左眼下斜肌

第二步

向左注视两眼垂直分离大，排除右眼下直肌、左眼下斜肌，可能为右眼上斜肌、左眼上直肌

第三步

向右肩倾斜时右眼上斜明显，确定为右眼上斜肌麻痹

图 4-6-3　Parks 三步法

时，反射性地刺激右眼发生内旋（内旋肌为上直肌和上斜肌）、左眼发生外旋（外旋肌为下直肌和下斜肌）；在眼外肌功能正常的情况下，右眼两条内旋肌收缩时，其上直肌的上转作用和上斜肌的下转作用可以互相抵消。而当上斜肌麻痹时，此时上斜肌的下转作用不能抵抗上直肌的上转作用，因此右眼上斜视更加明显。

第七节　双眼视异常常用训练方法

一、调节功能异常的常用训练方法

（一）推进训练

1. 训练目的　训练调节幅度，改进正融像性聚散和集合近点。

2. 训练前准备

（1）环境：正常照明环境。

（2）仪器及物品：小物体或在瞳距尺上或笔灯上粘贴有小的图形或字母的视标、眼罩。

（3）人员：被检者处于放松状态，有屈光不正者需配戴合适的矫正眼镜。

3. 训练步骤和方法

（1）被检者手持一个小物体或粘有图形或字母的小视标，由一臂的距离向眼前缓慢移动，双眼同时注视视标由清晰直到模糊，或出现重影并分开成双。可重复多次训练，训练 1 min、休息 30 s，每天训练 20 min。

（2）可使用眼罩分别遮盖一眼，另一眼重复上述动作，视标由清晰直到模糊；双眼分

别训练，直到双眼模糊点距离相同，每天 2 次，每次 20 min。

4. 注意事项

（1）每次训练的时间应在被检者的能力范围之内。

（2）若出现抑制，被检者无法知晓。

（3）有屈光不正者，需戴镜进行训练。

（二）镜片阅读训练

1. 训练目的　改善调节，增加调节幅度。

2. 训练前准备

（1）环境：正常照明环境。

（2）仪器及物品：–6.00D ~ +2.5D 镜片、近距视力卡、眼罩。

（3）人员：被检者处于放松状态，有屈光不正者需配戴相应屈光度的试镜架。

3. 训练步骤和方法

（1）将近距视力卡（最佳近视力上一行的视标）放置在距离被检者眼前 40 cm 的位置，照明光线充足。

（2）用眼罩遮盖一眼，嘱被检者用另一眼注视近距视力卡的视标，在该眼前加 +0.50D 镜片或 –0.50D 镜片，使被检者保持单个、清晰，连续 20 次注视；增加正镜片的度数，按 +0.50D 递增，每个镜片建立 20 次的连续注视，重复以上步骤，正镜片的终点为 +2.50D。

（3）当一只眼完成上述训练后，换另一只眼重复相同步骤。

（4）负镜片的训练方法与正镜片相同，镜片的度数按 –0.50D 递增，直至负镜片度数增加到年龄相当的最小调节幅度的一半。

4. 注意事项

（1）首先进行屈光矫正，配戴最大正镜度的最好视力的处方镜片。

（2）调节过度者先用正镜片训练，调节不足者先用负镜片训练。

（3）根据调节幅度计算公式，负镜片的终点应为年龄相当的最小调节幅度的一半，最高正镜片应为注视距离的倒数。

（4）建议使用最佳矫正视力上一行作为注视视标。

（5）最佳矫正视力在 0.4 以下者无法行镜片阅读训练。

（三）Hart 表训练

1. 训练目的　改善调节灵活度。

2. 训练前准备

（1）环境：正常照明环境。

（2）仪器及物品：Hart 训练表（图 4-7-1）、红绿眼镜、眼罩。

（3）人员：被检者处于放松状态，有屈光不正者可戴镜或不戴镜。

3. 训练步骤和方法

（1）遮盖一眼，将近距 Hart 训练表置于另一眼前一臂距离的位置，嘱被检者阅读第一排字母，当其看清晰后将 Hart 训练表缓慢移近，直到被检者感觉字母模糊无法识别。

（2）在模糊点停留 2 ~ 3 s，确认是否仍能看清第一排字母。

（3）若能看清，再将 Hart 训练表缓慢移近注视眼。

（4）当 Hart 训练表离注视眼足够近且无法看清时，嘱被检者迅速抬眼看 3 m 外的远

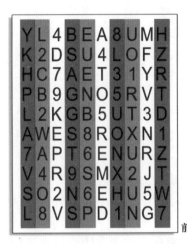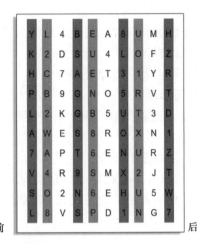

远距Hart训练表

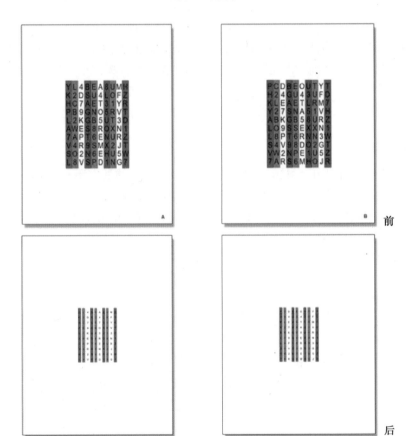

近距Hart训练表

图 4-7-1 远距及近距 Hart 训练表

距 Hart 训练表，以最快的速度看清楚第一排字母。

（5）被检者能看清远距 Hart 训练表的第一排字母时，嘱其迅速看眼前一臂远的近距 Hart 训练表第二排字母，重复以上步骤（尽可能每次将近距 Hart 训练表移近一些，看清远距 Hart 训练表更快一些），连续 6 次远近交替注视、休息 30 s 为一个循环，注视时可在 1 min 内将远距、近距 Hart 训练表上的全部字母阅读完成。

（6）当一眼完成上述训练后，换一只眼重复相同步骤。

（7）将近距 Hart 训练表置于双眼一臂距离的位置，嘱被检者阅读第一排字母，看清楚后将 Hart 训练表缓慢移近，重复步骤（2）~（5）。

4. 注意事项

（1）嘱被检者尽可能以最快的速度看清楚远距 Hart 训练表，训练的终点是 1 ~ 2 s 即可看清 Hart 训练表。

（2）在距离注视眼前 7 ~ 8 cm 仍能看清近距 Hart 训练表时，更换较小的视标。

（3）若不戴镜可看清楚 Hart 训练表，可暂时不附加眼镜。

（4）交替阅读远距及近距 Hart 训练表，需保持清晰。

（四）单眼 Flipper 镜翻转训练

1. 训练目的　储备正常的调节幅度和灵活度。

2. 训练前准备

（1）环境：正常照明环境。

（2）仪器及物品：试镜架、遮盖片、近用视标、含 +2.50D ~ –6.00D 镜片的 Flipper 镜（见图 4-2-6）。

（3）人员：被检者处于放松状态，有屈光不正者需戴镜。

3. 训练步骤和方法

（1）被检者戴试镜架，左眼前放置遮盖片；将近用视标放置于被检者眼前 40 cm 的位置处，调节刺激在 +2.50 ~ –6.00D 范围交替变化。

（2）被检者通过右眼前放置的 +0.50D 镜片阅读近用视标（最佳视力的上一行），待被检者看清楚后翻转 Flipper 镜使 –0.50D 镜片在右眼前。

（3）若被检者通过 –0.50D 镜片阅读时无法看清晰视标，需待其能看清楚视标后，迅速翻转 Flipper 镜使 +0.50D 镜片在右眼前，直至看清视标。如此为一个循环，反复训练。以 0.50D 递增或递减，正镜最大可以增加至 +2.50D，负镜最大可增加至 –6.00D。

（4）当右眼完成上述训练后，换左眼重复相同步骤。

（5）当被检者达到 +1.50D/–3.00D Flipper 镜交替能力时，训练翻转的速度。训练的终点是 20 cpm。

4. 注意事项

（1）训练 1 min，休息 30 s 为一个循环，重复数次。

（2）若被检者训练困难，可根据情况降低调节需求，如使用正镜可将近用视标稍移近直至被检者看清晰视标，再移回到眼前 40 cm 处。

（3）训练终点为 +2.50D/-6.00D，需保持清晰，达到 20 cpm。

（五）双眼 Flipper 镜翻转训练

1. 训练目的　储备正常的调节幅度和灵活度。

2. 训练前准备

（1）环境：正常照明环境。

（2）仪器及物品：调节性视标卡、Flipper镜（±1.00D、±1.50D、±2.00D及±2.50D）、偏振片阅读卡及偏振片眼镜。

（3）人员：被检者处于放松状态，有屈光不正者需戴镜。

3. 训练步骤和方法

（1）放置偏振片于调节性视标卡前，以防止单眼抑制，给被检者配戴偏振片眼镜，使其通过Flipper的正镜片看调节性视标卡，在看清楚后，迅速移动Flipper镜，使得负镜片置于眼前。

（2）若被检者通过负镜片阅读时无法看清晰视标，需待被检者能看清楚视标后，迅速翻转Flipper镜使正镜片在被检者眼前，直至看清视标。如此为一个循环，反复训练。

（3）若被检者通过正、负Flipper镜看视标发现有一面镜片不能保持清晰，可以降低Flipper镜的度数。例如：+2.00D和−2.00D的一面不能保持清晰，可以改用+1.50D和−1.50D或者+1.00D和−1.00D的Flipper镜训练。训练的终点是±2.50D两面都能看清晰。

4. 注意事项

（1）双眼Flipper镜训练前需行单眼Flipper镜训练，当双眼调节灵活度之差在2 cpm以内时再进行双眼Flipper镜训练。

（2）初始训练的镜片度数可适当低一些，用于改变调节刺激。

（3）训练1 min，休息30 s为一个循环，重复数次，每天2次，每次20 min。

（4）训练终点为+2.00D/−2.00D的Flipper镜可保持清晰，达到15～20 cpm。

（六）远近交替注视训练

1. 训练目的　改善调节功能和调节灵敏度。

2. 训练前准备

（1）环境：正常照明环境。

（2）仪器及物品：远距和近距调节性视标卡、遮眼板。

（3）人员：被检者处于放松状态，有屈光不正者需戴镜。

3. 训练步骤和方法

（1）在被检者对面3 m以外的墙上放置远距调节性视标卡。

（2）被检者手持近距调节性视标卡置于距眼前40 cm处，嘱其注视最佳矫正视力上一行，并保持清晰。

（3）将近距调节性视标卡缓慢移向眼前，嘱被检者尽可能看清楚视标，直到被检者诉视标变模糊无法辨认。

（4）当被检者无法辨认近距视标时，嘱其抬头注视远距视标，以最快的速度看清楚字母或缺口开口的方向。

（5）被检者远距视标看清楚后，嘱其迅速看近距视标。

（6）重复步骤（3）~（5），交替注视远距与近距视标卡。

（7）交替远、近注视连续6次，休息30 s为一组训练，每天至少做3组训练。

4. 注意事项

（1）远距、近距调节性视标卡仅大小不同，其他均一致。

（2）远距调节性视标卡与被检者眼的视线等高。

二、集合和散开异常的常用训练方法

（一）Brock 线训练

1. 训练目的 训练生理性复视与自主性聚散，提高融像感知能力，改进集合近点。

2. 训练前准备

（1）环境：正常照明环境。

（2）仪器及物品：Brock 线（图4-7-2）、可固定的物体。

（3）人员：被检者处于放松状态，有屈光不正者需配戴合适的矫正眼镜。

3. 训练步骤和方法

（1）将 Brock 线的一端固定在一处不易移动的物体上，如桌子或椅子，高度与被检者眼的水平高度平齐，另一端用手固定放在被检者鼻尖。

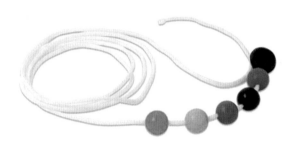

图 4-7-2　Brock 线

（2）将 Brock 线上不同颜色的可移动彩珠分开距离放在眼前 40 cm 及 1 m 处。

（3）将距双眼 40 cm 的彩珠向被检者双眼移动，当被检者出现复像时，嘱被检者努力克服复视，直到复视极限。

（4）嘱被检者注视 1 m 处的彩珠，至彩珠清晰，记为 1 次切换周期。切换 20 次为 1 组，每天训练 2~3 组，每天训练 15 min 以上。

（5）可在眼前加球镜、棱镜片，改变其调节和集合进行训练。

4. 注意事项

（1）每次训练的时间应在被检者的能力范围之内。

（2）嘱被检者交替闭上单眼感知双眼像的差异，随后双眼同时注视彩珠即可呈现生理性复视。

（3）有屈光不正者，需戴镜进行训练。

（二）棱镜翻转拍训练

1. 训练目的 改善聚散灵敏度和融像性集合功能。

2. 训练前准备

（1）环境：正常照明环境。

（2）仪器及物品：棱镜翻转拍（BI 6$^\triangle$，BO 12$^\triangle$），近距调节性视标卡。

（3）人员：被检者处于放松状态，有屈光不正者需戴镜。

3. 训练步骤和方法

（1）嘱被检者手持棱镜翻转拍，将翻转拍的 BI 面放在眼前，确保双眼无遮盖。

（2）嘱被检者通过翻转拍注视 40 cm 处的近距调节性视标卡，确保能辨认清楚最佳矫正视力上一行的单个视标，迅速翻转翻转拍，使被检者通过 BO 面看视标，当视标单个且清晰时，迅速翻转使 BI 面在被检者眼前，直至看清视标，如此为一个循环，反复训练。

4. 注意事项

（1）进行棱镜翻转拍训练时，翻转拍的度数应由低到高逐渐增加。

（2）初始训练的镜片度数可适当低一些，用于改变调节刺激。

（3）每次训练的时间应在被检者的能力范围之内。

（三）棱镜片训练

1. 训练目的　缓解散开不足、集合不足、单纯性内隐斜及外隐斜的症状。

2. 训练前准备

（1）环境：正常照明环境。

（2）仪器及物品：棱镜排镜，近距调节性视标卡。

（3）人员：被检者处于放松状态，有屈光不正者需戴镜。

3. 训练步骤和方法

（1）嘱被检者通过翻转拍注视 40 cm 处的近距调节性视标卡，确保能清晰辨认最佳矫正视力上一行的单个视标。

（2）若被检者散开不足，在被检者眼前加 BI 的棱镜片，当被检者能清晰辨认最佳矫正视力上一行的单个视标时，由低度到高度逐渐增加棱镜的度数，直至视标变模糊或分开成双。

（3）若被检者集合不足，在被检者眼前加 BO 的棱镜片，当被检者能清晰辨认最佳矫正视力上一行的单个视标时，由低度到高度逐渐增加棱镜的度数，直至视标变模糊或分开成双。

（4）每天训练 10 min，可反复训练从而改善散开不足和集合不足。

（5）嘱被检者通过翻转拍注视 40 cm 处的近距调节性视标卡，确保最佳矫正视力上一行的视标单个且清晰，迅速翻转翻转拍，使被检者通过 BO 面看视标，当视标单个且清晰时，迅速翻转使 BI 面在被检者眼前，直至看清视标，如此为一个循环，反复训练。

4. 注意事项

（1）鉴于调节和集合的联动性，训练集合的同时需训练调节。

（2）若被检者散开不足可以在被检者眼前加 BI 棱镜，进行散开功能训练。

（3）在被检者眼前加 BI 的棱镜片可放松调节，加 BO 的棱镜片可刺激调节。

（四）红绿矢量图训练

1. 训练目的　储备正常的融像范围，改善正负融像性聚散。

2. 训练前准备

（1）环境：正常照明环境。

（2）仪器及物品：红绿眼镜、Tranaglyphs 红绿矢量图（图 4-7-3）及 Flipper 镜（±0.50D、±1.00D、±1.50D、±2.00D 及 ±2.50D）。

（3）人员：被检者处于放松状态，有屈光不正者需戴镜。

3. 训练步骤和方法

（1）在被检者戴矫正眼镜的基础上配戴红绿眼镜，红镜片看红视标，绿镜片看绿视标，将 Tranaglyphs 红绿矢量图置于被检者眼前 40 cm 的位置。

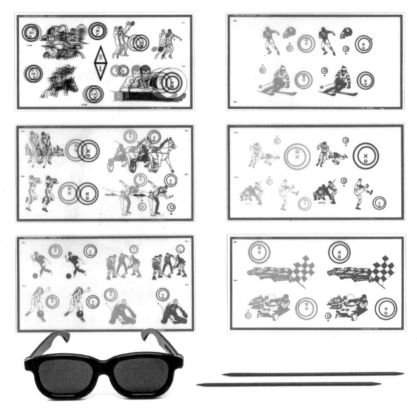

图 4-7-3 Tranaglyphs 红绿矢量图

（2）嘱被检者观察红绿矢量图 Variable Tranaglyphs BC△500 系列，指出哪些位置有凸起，是否有大环凹进或小环凸出。

（3）将左眼注视视标移向右眼视标的右侧，训练集合；将左眼注视视标移向右眼视标的左侧，训练散开。

（4）在被检者眼前加 Flipper 镜，使被检者通过 +0.50D Flipper 镜看 Tranaglyphs 红绿矢量图，确保视标单一、清晰、立体 20 s。翻转 Flipper 镜，使被检者通过 –0.50D Flipper 镜看 Tranaglyphs 红绿矢量图，保持 20 s。

（5）增加红绿矢量图的散开或集合需求，确保被检者看到单一、清晰、立体的视标，继续使用 ±0.50D Flipper 镜，直至散开需求达到 $-12^{\triangle}$，集合需求达到 $+25^{\triangle} \sim +30^{\triangle}$。

（6）当 ±0.50D Flipper 镜能够顺利完成时，在被检者眼前加 ±1.00D Flipper 镜，重复上述训练步骤，直到 ±2.50D Flipper 镜能顺利通过。

4. 注意事项

（1）在训练过程中指导被检者体会"小而近，大而远"的感觉。

（2）在训练时要始终保持注视。

（3）被检者无法融像时，可退回上一个集合需求或暗示被检者视标已在接近被检者。

（五）Aperture–Rule 训练仪

1. 训练目的　提高融像速度，增加散开和集合的范围。

2. 训练前准备

（1）环境：正常照明环境。

（2）仪器及物品：Aperture-Rule 训练仪（图 4-7-4）及视标卡片。

（3）人员：被检者处于放松状态，有屈光不正者需戴镜。

3. 训练步骤和方法

（1）使被检者鼻尖对准并贴住滑尺，从视标卡片 1 逐一训练到卡片 12，嘱被检者始终保持注视。

（2）使用单孔滑板训练集合，视轴交叉在视标卡片之前。

（3）使用双孔滑板训练散开，视轴交叉在视标卡片之后。

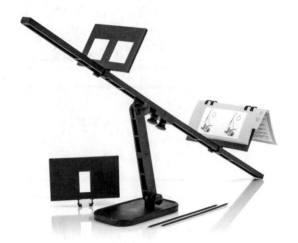

图 4-7-4　Aperture-Rule 训练仪

（4）看清楚视标卡片后需保持注视 20 s，确保视标单一、清晰且立体，然后眺望远处。

（5）再重新注视视标卡的视标并尽可能快地融像。

（6）可加 $6^\triangle$BI 和 $12^\triangle$BO 的棱镜翻转拍，增加训练难度，同时训练被检者的聚散灵敏度。

4. 注意事项

（1）要求每次训练都能将视标卡片 1~7 图片清晰融合，需一定时间的训练才能达到要求。

（2）训练过程中，需保持视标单一、清晰且立体。

（3）初始训练时间可控制在 2 min 左右，休息 30 s，重复多次，根据被检者的情况适当调整训练的强度和时间。

思考题

1. 进行调节灵活度检查时需注意哪些细节？

2. 歪头试验可以鉴别哪两条眼外肌麻痹？

第五章

框架眼镜的验配和制作

学习目标

1. 掌握配镜处方的识别、眼镜架的选择、镜片的选择、全自动磨边机的操作流程、镜片的装配、眼镜的调校操作。
2. 熟悉眼镜的检测标准、调校标准、调校原则。
3. 了解眼镜片的手工磨边流程。

第一节 配镜处方的识别

镜片处方是眼镜定配的重要依据，由验光师完成。眼镜装配工需要准确无误地理解验光处方的内容，并掌握验光处方的书写，这对正确完成眼镜的装配具有重要的意义。验光处方包括：①患者资料：患者姓名、性别、年龄、职业、验光日期。②光学数据：眼别、球镜度数、柱镜度数及轴位、棱镜度数及基底朝向、瞳距（远用瞳距、近用瞳距）。③其他记录：患者的裸眼视力及矫正视力、验光师签名（表5-1-1）。

表 5-1-1 验光处方格式

姓名：　　　　　年龄：　　　　　职业：　　　　　日期：＿＿＿＿年＿＿月＿＿日

		球镜 SPH	柱镜 CYL	轴位 AXIS	棱镜 PRISM	基底 BASE	矫正视力 BCVA
远用 DV	右眼 OD						
	左眼 OS						
近附加 ADD	右眼 OD						
	左眼 OS						

远用瞳距（PD）：＿＿＿＿＿＿mm　　　　　近用瞳距（NPD）：＿＿＿＿＿＿mm

配镜目的（远用 / 近用　工作距离：＿＿＿＿＿cm）　　验光师：＿＿＿＿＿＿

第二节　眼镜架的选择

随着国民生活水平的不断提升，人们对眼镜的要求也越来越高。从以往戴镜只要求视物清晰，已演变为不仅需要清晰的视觉，还需要戴镜视物舒服、持久，并且美观，眼镜的需求属性得到了进一步的拓宽和提升，因此眼镜架的选择成为一副合格眼镜非常重要的一环。下面基于眼镜架的功能性、舒适性和美观性角度阐述眼镜架的选择。

一、眼镜架的功能性

眼镜架的功能性是它最基本的属性，功能性关乎眼镜的佩戴、美观、舒适和持久，是眼科医生最关注的属性。从功能性角度选择眼镜架主要取决于患者的配镜处方。

（一）不同屈光度的眼镜架选择

1. 高度屈光不正　高度近视、远视的镜片比常规度数厚，同时成像效果也比较差，尽量选择尺寸小且较宽的镜圈、镜圈几何中心距离接近瞳距、可调整的面积大、有防滑表面的鼻托、结构材料坚固不易变形且重量小的眼镜架，最好选择全框眼镜架。

2. 中低度屈光不正　一般中低度屈光不正对眼镜架选择无特殊要求，但对于儿童和青少年一般不建议选择异形框架、大框架，应当选择重量较轻、鼻托较高、镜圈较细、非金属材质且配件易替换的眼镜架，有运动需求的可以使用运动型眼镜架。

3. 渐进多焦点及双光镜　选择镜圈高度及瞳孔中心至镜圈下缘的高度不低于 32 mm，针对长通道的镜片这个数值会更大，镜圈鼻侧区域多一点，可调整的鼻托，结构材料坚固不易变形，重量小的眼镜架，不宜选择鼻侧区域较小及异形框架。

（二）不同瞳距的眼镜架选择

1. 正常瞳距　瞳距大小符合脸型宽度，一般对眼镜架选择无特殊要求。

2. 瞳距过大　瞳距大小相对脸型宽度较大，建议选择鼻梁间距较大的镜框，或者采用 3D 打印定制镜框。

3. 瞳距过小　瞳距大小相对脸型宽度较小，建议选择鼻梁间距较小的镜框，或者采用 3D 打印定制镜框，并且最好选择全框眼镜架。

（三）不同瞳高的眼镜架选择

1. 正常瞳高　瞳高大小符合鼻梁高度，一般对眼镜架选择无特殊要求。

2. 瞳高过高　瞳高大小相对鼻梁高度较大者，建议选择鼻托较高且镜圈相对较大的镜框。

3. 瞳高过低　瞳高大小相对鼻梁高度较小者，建议选择鼻托较低的镜框，如板材镜框。

（四）儿童眼镜架的选择

随着儿童及青少年近视防控越来越受到关注，儿童配镜也越来越得到眼科医生的重视。儿童眼镜架的选择需要注意以下几点。

1. 眼镜架材料　一般宜选择重量较轻、安全耐磨且坚韧的非金属材料，如目前市面上出现的医用硅胶材料就很受欢迎，其集重量轻、质地软、舒适且易调整于一身。

2. 松紧度　选择试戴时不易滑脱且两侧镜腿松紧适宜的眼镜架，必要时还可以配备防滑套和防滑绳。

3. 眼镜架配件　儿童眼镜架配件需具备可更换属性，如镜腿、鼻托等，且配件储备量应充足、易于更换。

4. 设计　丰富的色彩搭配可以大大提高儿童戴眼镜的依从性，不易产生抵触心理。

5. 鼻托　一般儿童的鼻梁未发育完全，需要选择鼻托较高的眼镜架，避免贴在儿童的脸部，同时鼻托托叶具备大、软、轻的特点，避免影响儿童鼻梁发育。

二、眼镜架的舒适性

1. 眼镜架材料　一般来说，重量较轻的眼镜架舒适度相对较好，其中钛架和部分特殊工艺的板材眼镜架又特别突出，而其他金属或者较大的板材眼镜由于重量过重一般不予推荐。

2. 松紧度　舒适度除了与眼镜架材料有关外，同时还需要合适的松紧度才能发挥最大的作用。选择试戴时不易滑脱且两侧镜腿松紧度适宜的眼镜架，针对易滑人群还可以配备防滑套。

三、眼镜架的美观性

正方形脸适合选择圆形特别是底部圆形的镜框，长方形脸适合选择圆形的镜框，心形脸适合选择上窄下宽的镜框，倒心形脸适合选择上宽下窄的镜框，圆形脸适合选择方形的镜框，椭圆形脸适合选择方形和圆形的镜框。

注意事项：根据脸形选择眼镜架只是一种较通用的参考，实际选择时还需要考虑配戴者的需求、年龄、性别、职业及个人的外在形象等，做综合考量。

第三节　眼镜的割边工艺

把符合验光处方的定配眼镜片磨成与眼镜圈几何形状相同的加工工艺称为割边。根据割边加工的方式不同可分为手工割边和自动磨边。

一、手工割边

手工割边是凭经验以手工磨出眼镜片边缘形状的一种磨边方法。手工割边的优点：设备简单、加工成本低廉；不足：要求操作者有较高的技能，而且眼镜片的光心位置、柱镜轴位等不够精确。手工割边按操作过程可分为3步：制作模板、划片与钳边、割边。

（一）制作模板

1. 直接用原眼镜架撑片制作模板　眼镜架撑片可以起到保护眼镜架镜圈不变形的作用。由于其几何形状与镜圈相同，所以是最理想的模板。在未卸下撑片的情况下，用直尺量出两镜圈纵向最大高度的1/2处，在撑片上画出水平线，同法量出镜圈横向最大宽度的1/2处画出垂直线。水平线与垂直线的交点就是撑片的几何中心。光学中心（optical center）的偏移量以此为基准计算。为了在磨边加工时避免左右眼镜片及眼镜片的上下方向混淆，在模板上应标记鼻侧方向和左右眼。此外，加工完成的模板上还应标明此模板适用的眼镜架品牌、型号和规格，以后可省去相同眼镜架的模板制作程序。

2. 无撑片的模板制作　低档眼镜架有相当部分没有安装撑片，可用塑料板或硬纸板制作模板。先把眼镜架镜腿朝上，右手稍用力按住镜圈压在塑料薄板或硬纸板上。用钢笔或油性墨水笔在镜圈里面紧贴边缘画出相似图形，并在纵、横向 1/2 标记处做好记号，画出水平线与垂直线并标记模板的鼻侧及左右眼。然后根据眼镜架尖边槽的深度，确定模板外形尺寸。切记模板制作时，遵循宁大勿小原则。通常眼镜架的尖边槽深度在 0.5 ~ 1 mm 之间，磨边加工余量再外放 0.5 ~ 1 mm。因此，制作模板时剪刀沿镜圈内缘的画线至少向外 1 mm，剪除多余部分，将模板与镜圈进行比较、修整，并将周边修锉光滑。

（二）划片与钳边

1. 划片　用玻璃刀沿模板外缘对圆形毛边眼镜片进行切割的操作称为划片，主要用于光学玻璃材质的眼镜片。光学树脂眼镜片等用油性墨水笔画出加工界线即可。根据处方及眼镜架形状确定加工中心后，把制作好的模板分清左右方向，对准光心位置和光轴位置后覆盖在被加工眼镜片的凹表面上，用玻璃刀的刀头紧贴模板周边，用力使刀刃切入镜面，沿模板边缘划出完整眼镜片。

2. 钳边　用修边钳沿划片切割痕将眼镜片多余的部分除去，使被加工眼镜片与模板形状基本相同的操作为钳边。钳片后镜片为粗坯尺寸，为保证充分的磨边加工余量，粗坯尺寸遵循"宁大勿小"的原则。光学树脂眼镜片钳边工序可直接用剪刀剪去多余部分，形成粗坯。

（三）割边

使用手工磨边机将已经制成的粗胚眼镜片进行粗磨、精磨、倒角和修边等工序称为割边。手工割边分两步：第一步，磨平边，即磨出与模板完全相同的形状；第二步，磨尖边，按眼镜架装配形状要求，磨出嵌装的尖边。

1. 磨平边　经过划片、钳边后的粗胚眼镜片，周边粗糙不光滑，形状、尺寸与模板有小的出入。磨平边的目的是使眼镜片周边光滑平整，左右眼镜片形状、尺寸与模板基本一致，提高眼镜装配质量。

2. 磨尖边　目的是使装配后的眼镜片能稳定镶嵌在有框眼镜的镜圈沟槽内，防止眼镜片因外力及温度变化而脱离眼镜架。一般框架眼镜架周边的尖角为 $110° \pm 10°$。通常中、低度数的眼镜片夹角两边形状相同。高度近视眼镜片边缘较厚，考虑配戴的美感及镜眼距离的要求等因素，两夹角的形状可不对称，在凸表面角边稍窄，在凹表面角边稍宽，一般的比例约为 $1:2$。

3. 倒棱　经过上述割边工序后的镜片，凸凹表面边缘是尖锐的棱角，装配眼镜时棱角部位易由于应力集中而崩边。所以必须在眼镜片凸凹表面边缘进行倒边，去除棱角，使得凸凹表面边缘是缓缓的斜角。安全的斜角要求与边缘成 30° 角，宽约 0.5 mm。

（四）割边注意事项

1. 镜片要贴实砂轮，防止打飘。

2. 镜片转动速度要均衡，棱角部位一扫而过，斜角宽度均匀一致。

3. 适当掌握手持镜片的角度，最终割边完成后尖角 $110° \pm 10°$，斜角 30°。

4. 对于弯度不同的镜片，磨边倒棱还要注意尽可能与眼镜架框圈的弯度吻合一致。

二、自动磨边

随着智能化自动磨边机的出现，模板制作、眼镜片磨边实现了智能化、机械化、自动化。手工割边已逐步被自动磨边所替代。自动磨边操作简便，磨边质量好，尺寸精度高，光学中心位置、柱镜轴位、棱镜基底的设定精确。目前市面自动磨边机一般由两大部分组成，一部分是扫描仪，另一部分是磨边机。

下面是常见智能化全自动磨边机的主要操作步骤。

（一）确定眼镜片的加工基准点和加工基准线

全自动磨边机操作前需要根据患者的处方确定顶焦度及散光轴位后，使用自动焦度计在镜片上面打印点。三个红色印点所对应的直线即为镜片的加工基准线，中心的点即为镜片光学中心的位置。

（二）使用全自动扫描仪进行扫描

1. 扫描眼镜架　打开扫描仪开关，将眼镜架上面的衬片卸载下来，对眼镜架进行扫描。全自动磨边机可以扫描全框眼镜架、拉丝眼镜衬片和打孔眼镜的衬片等（图 5-3-1）。

2. 输入瞳距和瞳高　扫描完成后，系统会在界面处显示镜圈的形状和尺寸。此时输入处方中的单眼瞳距、单眼瞳高（图 5-3-2）。

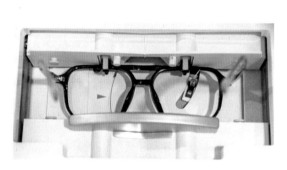

图 5-3-1　眼镜架扫描过程

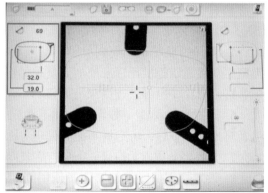

图 5-3-2　瞳距、瞳高设置页面

3. 确定镜片加工中心　将吸盘安装到相应的吸盘座上，根据扫描得到的镜圈尺寸，系统会根据输入的瞳距值计算出水平移心量，同时自动将加工位置进行调整；三个红色印点的位置要与水平线位置对齐，吸盘吸附的位置即为镜片的加工中心位置（图 5-3-3）。

（三）使用全自动磨边机进行磨边

1. 数据传输到磨边机　点击电脑按键，将扫描仪的数据传输到磨边机，相应的镜框形状和镜型尺寸也会进行传输。

2. 选择材料　根据镜片材料选择合适的加工类型，选项含有一般树脂（1.5）、

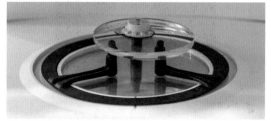

图 5-3-3　吸盘吸附

PC、高折射率树脂（>1.5）、聚氨酯、玻璃、Trivex、Trybrid 等材料（图 5-3-4）。

3. 选择边型　根据加工眼镜的框架类型，选择尖边、开槽、平边三种类型，分别适用于全框、半框和无框眼镜（图 5-3-5）。

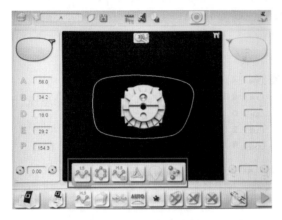

图 5-3-4　材料设置按钮

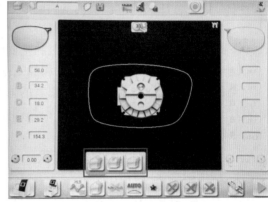

图 5-3-5　边型选项按钮

4. 选择磨边模式　有自动和手动两种，根据镜框的类型、材质和镜片的折射率、材料等信息，可以选择自动尖边、手动尖边、自动平边、手动平边等多种组合磨边模式（图 5-3-6）。

5. 选择周期类型　周期类型有标准周期和双星周期。标准周期适用于所有镜片材料类型。双星周期提供比标准周期更复杂的磨边模式。对于一些薄镜片、疏水性镜片及渐变焦、抗疲劳片等也可以选用双星周期。

6. 选择抛光类型　分为抛光和不抛光。抛光的情况下镜片尖边位置会比较光亮。若患者对光度很敏感，可选择不抛光处理（图 5-3-7）。

7. 选择倒角方式　前表面倒角与后表面倒角可选择手动倒角、自动倒角（图 5-3-8）。

8. 设定修正值　根据磨边机使用周期和砂轮寿命，调整相应的修正值（具体按照自动磨片机设定要求而定）。

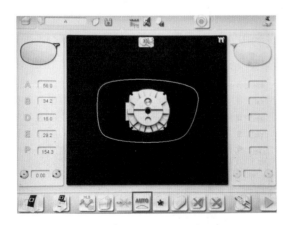

图 5-3-6　磨边模式设置按钮

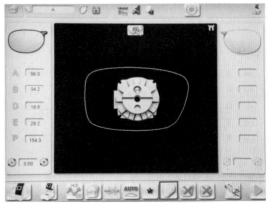

图 5-3-7　抛光类型设置按钮

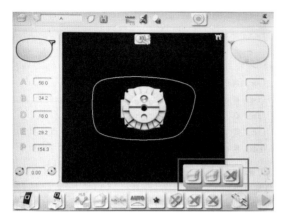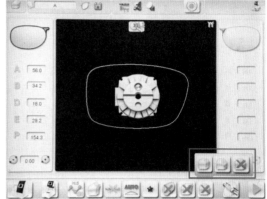

（1）前表面　　　　　　　　　　　　　　　　（2）后表面

图 5-3-8　倒角方式设置按钮

9. 启动自动磨边　将装有吸盘的镜片安装在镜片轴上，启动自动磨边键进行磨边。

10. 调试安装镜片　全自动磨边程序完成后，将镜片卸载下来，带着吸盘在眼镜架上试装镜片（图 5-3-9）。此时可以将镜片螺丝卸载下来，将镜片装到眼镜架上，反复对比，如果大小合适，则可以卸掉吸

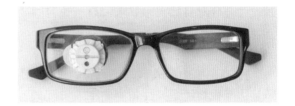

图 5-3-9　试装镜片对比

盘。如果镜片稍大，可以调整修正值再继续细修磨边，直到大小合适为止。

（四）抛光

1. 涂抛光蜡　在抛光机涂上专用的抛光蜡，快速旋转使抛光蜡均匀地涂在抛光轮上。

2. 抛光　全框和半框的镜片，需要抛光安全角（倾斜角约为 30°）。左右操作，抛亮即可。

第四节　镜片的选择

一、根据折射率选择

镜片的折射率越高，镜片的厚度越薄，但同时镜片的阿贝数也会降低，阿贝数数值越小，镜片的色散就越严重。目前市面上主流的镜片折射率是 1.56、1.60、1.67、1.71、1.74 等。

1. 针对低度屈光不正的群体，从配戴舒适度、视觉质量和经济实惠方面考虑，建议选择 1.56、1.60 低折射率的镜片。

2. 针对中度屈光不正的群体，建议选择 1.67 折射率的镜片。

3. 针对高度屈光不正的群体，从改善厚度，强调美观轻便、优化视觉舒适度等方面考虑，建议选择 1.71、1.74 高折射率的镜片。

二、根据镜片光学设计选择

光学设计是镜片关键的考量标准之一，目前镜片的光学设计主要分为球面设计和非球面设计。

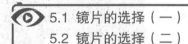
5.1　镜片的选择（一）
5.2　镜片的选择（二）

1. **球面设计**　是指眼镜片的前后两面都是球面构成，或者一面是球面，另外一面是平面的设计。当不同波长的光线以平行光轴入射镜片上不同位置时，光线不能聚焦成一点。球面镜片设计控制变量只有一个（镜片的前表面），因此只能消除一种像差。为了解决镜片厚重、配戴美观的问题，球面镜片主要以扁平球面设计为主，镜片越扁平的同时也越轻薄，但牺牲了光学性能，造成了像差。球面设计适合对瞳距、瞳高敏感的人群；同时，球面设计可产生棱镜效应，适合斜视人群配戴。

2. **非球面设计**　是一种镜片表面旋转对称但曲率逐渐变化的设计，因此具有良好的像差矫正光学性能。非球面设计一般应用在前表面，因此后表面通常进行散光设计。非球面设计适合对自然视力要求较高、长时间高强度使用眼镜、对边缘视野要求高的人群。

三、针对不同人群选择

1. **高角膜曲率人群**　球面镜片的边缘屈光度与中心区域差距较小，增加了镜片像差，但是边缘视物清楚，高角膜曲率人群配戴容易适应。

2. **户外工作者、驾驶员、登山人群**　变色镜片、偏光镜片能有效排除和滤除光束中的散射光线，阻挡强光；隔绝紫外线，根据紫外线的强弱不同，变色程度也不同，视觉质量较正常镜片更加清晰。

3. **老视患者**　双光镜片有两个焦点，用于看远和看近时交替使用，但在交替使用时会出现明显的像跳现象，适合老视患者。渐变多焦点镜片具有多个焦点，无明显视觉界限，不存在像跳现象，但存在像散区域，需要一段时间的学习使用及适应，适合需要频繁远近交替用眼的老视患者。

4. **先天性白内障术后植入单焦点人工晶状体患儿**　双光镜片适合年龄较小、理解能力较差的患儿。渐变多焦点镜片适合理解能力较强的患儿。

5. **近视度数进展较快的儿童**　周边离焦镜片通过人为改变周边离焦形态来达到控制近视的目的。缺点是周边设计使周边远视离焦减少，会产生周边区域视物模糊现象。

6. **斜视患者**　三棱镜镜片可以起到矫正斜视的效果，但是常规棱镜基底方向比较厚，影响美观，所以目前主要以压贴式三棱镜配戴，不过压贴式三棱镜光学效果要稍差。

7. **高度近视患者**　高度近视患者的镜片边缘通常较厚，且近视者通过矫正眼镜所获得的视场比镜框所限定的大，容易出现复视区。因此，对于高度近视患者，尽量选择高折射率材料的镜片，减小镜片直径，以尽可能减少镜片的周边厚度。但由于高折射率材料的密度较大，镜片厚度变薄并不意味着重量减轻。只有在镜片屈光力超过 ±8D 时，高折射率镜片既使镜片厚度变薄，又使镜片重量减轻。

第五节　眼镜的装配

一、全框眼镜的装配

（一）塑料眼镜架的装配

1. 烘热　启动烘热器，将塑料眼镜架的欲软化部分置于烘热器上，保持一定的距离，同时以缓慢的速度转动眼镜架，使其均匀受热，逐渐软化。

2. 嵌入　把眼镜片的上半部分尖边从眼镜架的正面对准镜圈上半部的槽沟嵌入。以食指和中指牵拉镜圈的下半部框边，拇指将眼镜片外露尖边逐渐推入镜圈的槽内。

3. 调整　在眼镜架处于软化状态时候，整理镜圈的弯度，使圈形与眼镜片边贴合平整。

4. 整理　把装配好的眼镜反置于一平面上，检查架形是否扭曲；两眼镜片是否对称并在同一平面；镜腿的外张角是否理想；镜腿与前镜面所形成的倾斜度是否理想；鼻托叶是否对称等。

（二）金属眼镜架的装配

1. 卸下镜圈锁紧块螺钉，放开镜圈。

2. 将眼镜片嵌入镜圈槽沟内，注意眼镜片上的水平标记与眼镜架水平基准线平行。

3. 用调整钳夹住两片锁紧块螺孔，稍用力使其合拢。

4. 捏紧镜圈，放入螺钉并旋紧。检查眼镜片与镜圈的吻合程度（眼镜片周边与镜圈的吻合是否密切，镜圈面弯度与眼镜片的基弯是否适合，镜圈是否有扭曲等）。

5. 将装好的眼镜架放在应力仪上检查应力。

6. 用同样方法安装另一片眼镜片。

7. 整理眼镜，把眼镜反置于一平面上，检查架形是否扭曲；两眼镜片是否在同一平面；镜腿的外张角是否理想；镜腿与前镜面所形成的倾斜度是否理想；从侧面看，两镜脚是否对称平行；鼻托叶是否对称等。

二、半框眼镜的装配

1. 装上尼龙丝，安装方法为：将尼龙丝的一端穿入镜圈鼻侧的两个孔内，使尼龙丝的一头嵌入镜圈的槽沟内；将眼镜片的上缘嵌入框架眉梁的槽沟内，把尼龙丝嵌入眼镜片的U形槽内，沿着眼镜片牵拉到镜圈的另一端；在两孔的中间位置，用墨水在尼龙丝上标记，在标记处剪断尼龙丝；将尼龙丝穿入镜圈颞侧的两个孔内，并使尼龙丝的另一头嵌入镜圈的槽沟内。

2. 将眼镜片的上缘嵌入半框架眉梁的槽沟内，另用一根辅助丝带穿过尼龙丝。手持眼镜架与眼镜片，牵拉辅助丝带的两边沿眼镜片边缘移动，使尼龙丝逐渐嵌入眼镜片的U形槽内，抽出丝带。

3. 用同样的方法装配另一眼镜片。

4. 调整眼镜，把眼镜反置在一平面上，检查架形是否扭曲；两眼镜片是否在同一平面上；镜腿的外张角是否理想；镜腿与前镜面所形成的倾斜度是否理想；鼻托叶是否对称等。调整时使用两把钳子。

三、无框眼镜的装配

1. 检查眼镜片的磨边质量与尺寸式样，检查眼镜片上的钻孔是否与眼镜架上的螺孔在靠近眼镜片光学中心处内切。

2. 将眼镜片放置在眼镜架上，旋上螺钉、垫片、螺母。

3. 调整眼镜，把眼镜反置在一平面上，检查架形是否扭曲；两眼镜片是否在同一平面上；面弯角度是否合适；镜腿的外张角、镜腿与前镜面所形成的倾斜度是否理想；鼻托叶是否对称等。如无法调整，则需将眼镜片拆下，调整后再装上眼镜片。因为眼镜片上的钻孔所能承受的力量极小，受力过大会引起眼镜片钻孔处破裂，在操作时切不可用力过猛。

4. 在装配时，螺丝长度应与眼镜片厚度相匹配。如螺丝过长，可用螺丝切断钳将螺丝剪短。

第六节　眼镜的检测与调校

一、眼镜的检测

（一）光学参数的检测

1. 顶焦度的检测　顶焦度即镜片顶点屈光力。可通过顶焦度计检查配装眼镜的顶焦度。在配装眼镜的顶焦度测量时眼镜片已装在眼镜框上，要将整副眼镜按规范放在顶焦度计上测量。光学中心位置不能重新在眼镜架圈上定位，而是通过测量重现眼镜片光学中心位置。球镜与柱镜顶焦度允许偏差如表 5-6-1，表 5-6-2 所示。

表 5-6-1　眼镜片顶焦度允许偏差（D）

顶焦度绝对值最大的子午面上的顶焦度	球镜顶焦度允许偏差	柱镜顶焦度允许偏差			
		≥0.00 和 ≤0.75	>0.75 和 ≤4.00	>4.00 和 ≤6.00	>6.00
≥0.00 和 ≤3.00	±0.12	±0.09	±0.12	±0.18	±0.25
>3.00 和 ≤6.00		±0.12			
>6.00 和 ≤9.00			±0.18		
>9.00 和 ≤12.00	±0.18			±0.25	
>12.00 和 ≤20.00	±0.25	±0.18	±0.25		
>20.00	±0.37	±0.25		±0.37	±0.37

表 5-6-2 渐变焦定配眼镜附加顶焦度允差（D）

附加顶焦度	≤4.00	>4.00
允差	±0.12	±0.18

2. 光学中心的检测　主要包括光学中心水平偏差、光学中心垂直互差、柱镜轴位方向偏差。光学中心水平偏差是指光学中心水平距离的实测值与标称值的差值；光学中心垂直互差是指两镜片光学中心高度的差值；柱镜轴位方向偏差是指定配眼镜实测的柱镜轴位与标称值之间的差值。

光学中心的检测标准如表 5-6-3 至表 5-6-6 所示。

表 5-6-3 光学中心水平偏差

顶焦度绝对值最大的子午面上的顶焦度值（D）	0.00 ~ 0.50	0.75 ~ 1.00	1.25 ~ 2.00	2.25 ~ 4.00	≥4.25
光学中心水平距离允差	0.67$^\Delta$	±6.0 mm	±4.00 mm	±3.00 mm	±2.00 mm

表 5-6-4 光学中心垂直互差

顶焦度绝对值最大的子午面上的顶焦度值（D）	0.00 ~ 0.50	0.75 ~ 1.00	1.25 ~ 2.50	>2.50
光学中心垂直互差	≤0.50$^\Delta$	≤3.0 mm	≤2.0 mm	≤1.0 mm

表 5-6-5 柱镜轴位方向偏差

柱镜顶焦度值（D）	0.25 ~ ≤0.50	>0.50 ~ ≤0.75	>0.75 ~ ≤1.50	>1.50 ~ ≤2.50	>2.50
轴位允差（°）	±9	±6	±4	±3	±2

表 5-6-6 渐变焦定配眼镜的柱镜轴位方向偏差

柱镜顶焦度值（D）	>0.125 ~ ≤0.25	>0.25 ~ ≤0.50	>0.50 ~ ≤0.75	>0.75 ~ ≤1.50	>1.50 ~ ≤2.50	>2.50
轴位允差（°）	±0.16	±9	±6	±4	±3	±2

注：0.125 ~ 0.25D 柱镜的偏差适用于补偿配戴位置的渐变焦镜片顶焦度。如果补偿配戴位置产生小于 0.125D 柱镜，不考虑其轴位偏差。

虽然目前多焦点镜片主要为渐变多焦点镜，但是双光眼镜同时也在多焦点眼镜市场中占据了不少的份额，故 2011 国标中主要以圆顶双光和平顶双光分别介绍检测方法。

（1）根据国标，子镜片顶点高度与标称值的偏差应不大于 ±1.0 mm，两子镜片高度的互差应不大于 1 mm。

（2）子镜片的水平位置：两子镜片的几何中心水平距离与近瞳距的差值应小于 2.0 mm。外形上两子镜片的水平位置应对称、平衡，除非标明单眼中心距离不平衡。

（3）子镜片水平方向的倾斜度应不大于 2°。可按方框法在镜片的切平面测量子镜片的位置和倾斜度。

（来源：国家标准 GB13511.1–2011、GB13511.2–2011）

（二）眼镜外观的检测

1. 成品眼镜的眼镜片外缘与眼镜架镜圈几何形状一致、左右对称、不松动、无明显间隙。

2. 镜片边缘嵌入颈圈内的尖边角 110° ± 10°，并需倒棱处理，表面无明显砂轮痕迹。

3. 成品眼镜架的外观无扭曲变形、钳痕、翻边、焦损、镀层剥落及明显划痕，眼镜片无崩边、划伤、疵点、气泡等明显问题。

4. 金属全框眼镜架锁接管间隙可用塞尺或游标卡尺测量，不大于 0.5 mm。

5. 成品眼镜周边无割边引起的严重不均匀应力存在（可用应力仪检测）。

6. 成品眼镜螺丝不允许有滑牙及缺损。

（三）整形要求

1. 配装眼镜左右镜面应保持相对平整。

2. 配装眼镜左右鼻托叶角度对称或按配戴者鼻型做适当调整。

3. 配装眼镜左右镜腿外张角 80° ~ 95°，并左右对称。

4. 两镜腿张开平放或倒伏均保持平整，眼镜架不扭曲变形。

5. 左右身腿倾斜度互差不大于 2.5°。

二、眼镜的调校

眼镜制作虽按国家配装眼镜标准进行，且装配后做了整形，但不涉及具体的配镜者。要使配镜者有满意的配戴效果，

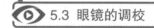 5.3 眼镜的调校

须根据每一位戴镜者头部、脸部、耳部特征及配戴后的视觉和心理反应等因素进行眼镜的调整，称为眼镜调校。

（一）校配标准

配戴者校配标准遵循从前到后的顺序。

1. 配戴者配戴眼镜，两镜圈上缘到配戴者上眼睑缘的距离相等。

2. 配戴者配戴眼镜平视前方时，眼镜的前倾角应为 8° ~ 15°。

3. 配戴高度适宜，确保配戴者通过眼镜光学中心视物。

4. 镜眼距为 12 mm，实际情况应以镜片不接触到配戴者睫毛为准，且不宜太远。

5. 鼻托应对称，鼻托叶面贴附在鼻梁两侧，鼻托宽窄、高低应以配戴者瞳孔刚好通过镜片光学中心视物为准。

6. 镜腿外张角应以配戴者摘下眼镜后两鬓不留镜腿压痕为准。

7. 两镜片距配戴者角膜顶点距离相等。

8. 镜腿长度是在配戴者鼻托调整后，测量配戴者耳上点，由耳上点的位置向下向内弯曲脚套，使垂长的前部与配戴者耳郭形状一致，中部与耳后乳突部形状一致。

（二）校配原则

1. 保证眼镜的使用效果　从眼镜的使用效果看，眼镜装配要保证：眼镜片的光学中心距与瞳距相匹配；两眼镜片光心的连线应与眼镜架的基线相平行，两光心的垂直方向偏差要控制在一定的范围内；若是散光眼镜片，其轴位要安装正确。

2. 校配完毕的眼镜需要适合配戴者的脸部特征，眼镜的倾斜角、弯角要合适，镜圈的弯曲要正确。左右镜片的水平度、平衡度要正确。

3. 保证视力矫正的最佳效果

（1）镜眼距：应控制在 10 ~ 15 mm，左、右眼镜片的镜眼距相等。

（2）外张角：即镜腿与镜框面之间的夹角，应控制在 80° ~ 95° 的范围。

（3）镜面角：即两镜框面之间的夹角，一般选择弯角等于 180° 或稍小于 180°（170° ~ 180°）。

4. 配戴感觉良好

（1）眼镜与耳、头侧部的接触恰当、压力适宜。

（2）鼻托与鼻侧接触均匀。

（3）眼镜的重心处于正确位置，配戴时有稳定感。

（4）耳、鼻、头侧部等与眼镜接触的部位，以长时间配戴后不产生疼痛和显著的压迫感为宜。

（5）眼镜长时间使用后不错位。

5. 避免眼镜架损伤。

（三）校配方法

1. 配戴者配戴眼镜一高一低的调整方法　主要是镜腿不平所致，可将配戴者眼镜取下，锁紧全部螺丝。配戴者配戴眼镜低的一侧，镜腿向下调；相反，配戴者配戴眼镜高的一侧，镜腿向上调，并保证配戴高度，使配戴者瞳孔与镜片光学中心基本一致。

2. 配戴者配戴眼镜一远一近的调整方法　主要是镜腿外张角不一致所致，将配戴者眼镜取下，锁紧全部螺丝。配戴者配戴眼镜离眼睛近的一侧，镜腿外张角向内调整；相反，配戴者配戴眼镜离眼睛远的一侧，镜腿外张角向外调整，并保证镜眼距保持10 ~ 15 mm。

3. 配戴者配戴眼镜向下滑落的调整方法　主要是镜腿过长导致，观察配戴者配戴眼镜时耳上点的位置，用加热器加热，由耳上点的位置向下向内弯曲脚套，使垂长的前部与配戴者耳郭形状一致，中部与耳后乳突部形状一致。

4. 配戴者配戴眼镜视物变形的调整方法　主要考虑配戴者眼镜的前倾角问题，可使用多功能调整钳夹持眼镜桩头部分旋转，使接头角变小。然后让配戴者试戴，直至症状减轻或完全消失。

5. 配戴者配戴眼镜视物不清的调整方法　主要考虑配戴者眼镜的前倾角和镜眼距的问题，近视镜片视物不清应减小前倾角和镜眼距。可用多功能调整钳夹住眼镜桩头部位旋转，使接头角变小。同时，加大两鼻托水平距离或减小鼻托与镜圈的距离，然后让配戴者试戴，直至症状减轻或完全消失。当前倾角足够小时，可缩小镜眼距使症状消除。

6. 渐变多焦点眼镜的调整

（1）由于在割边时眼镜架可能会有变形，因此应在配戴前先进行校配，主要为前镜面、鼻梁、托叶和镜腿。此时渐变多焦点镜片上的标记应该保留。

（2）让配戴者配戴眼镜，检查者与配戴者面对面，相距 40 cm 左右，并保持双眼高度相同。检查者闭上右眼，要求配戴者双眼注视检查者的左眼，注意此时检查者的左眼与配戴者的右眼视线应齐平。检查者用左眼看配戴者的右眼，注意渐变多焦点镜片上的十字线与配戴者的瞳孔中心是否对准。用同样的方法再检查配戴者的左眼瞳孔中心是否与渐变多焦点镜片的十字线对准。

（3）如果镜片的十字线与瞳孔中心的位置有偏离，在水平方向很难调整，在垂直方向可以通过托叶稍作调整。

（4）擦去标记，让配戴者配戴眼镜。

（5）注意戴镜后，前镜面的倾斜度不能太小，应该达到 10°～14°；镜片后顶点到角膜的距离不能太大，应该在 12 mm 左右。

（6）调整好眼镜架的位置后，应指导配戴者如何使用渐变镜，先让配戴者平视看远，然后让配戴者垂下眼睛看近。将近用视力表移动到 80 cm 左右让配戴者看中间距离，此时配戴者可能看不清楚，可以告知配戴者将头部作上下移动，在镜片的过渡槽中寻找最佳的视力点，一般配戴者可以很快地找到。

（7）配戴者学会看远中近的方法后，应告知配戴者镜片的不足之处。将视力表放置在配戴者左侧，要求配戴者转动眼睛看左侧，配戴者可能会说看不清楚，此时告知配戴者通过将头部转向左侧重新看清。并告知配戴者，随着戴镜时间的增加，不舒适的情况会逐渐减少，大多数人会在几天内适应这种新的视野范围，而小部分人则可能需要 1～2 个周的时间适应。如果适应的时间超过 2 周，则需要做一次系统检查。此外，在配戴新镜片时有任何问题，都需要回配镜机构进行咨询。

（四）操作方法

1. 外张角的调整及操作步骤

（1）金属眼镜架

1）一手握平圆钳（图 5-6-1），钳在桩头处作辅助钳，固定不动，保护桩头焊接处牢固。

2）另一手握平圆钳做主钳，钳的位置也在桩头处，向外扭腕增大外张角，向里扭腕减少外张角。

（2）塑料眼镜架：用烘热器（图 5-6-2）对眼镜架桩头加热使其软化，然后一手持架，另一手握持镜腿慢慢向外扳开以增大外张角；一手持架，另一手的食指、中指抵在内表面眉框处作支撑，大拇指在眼镜架外表面桩头处向里推以减小外张角。

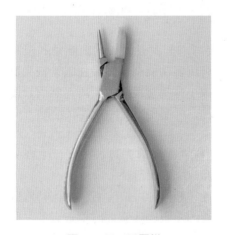

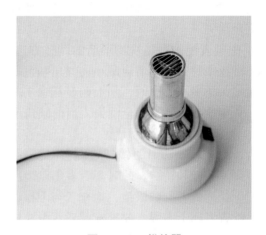

图 5-6-1　平圆钳　　　　　　　　　　图 5-6-2　烘热器

2. 身腿倾斜角的调整及操作步骤

（1）金属眼镜架

1）一手握平圆钳，钳在桩头处作辅助钳固定不动，保护桩头焊接处牢固。

2）另一手握镜腿钳（图5-6-3），钳在镜腿铰链前作主钳。向上扭腕，减少身腿倾斜角；向下扭腕，增大身腿倾斜角。

（2）塑料眼镜架

1）用烘热器加热软化塑料架桩头。

2）一手持架，另一手捏住镜脚，向所需方向扳扭至合适角度为止。

3. 鼻托间距的调整及操作步骤（金属眼镜架）

（1）一手持眼镜架，拇指与食指分别捏持镜圈的上下方。

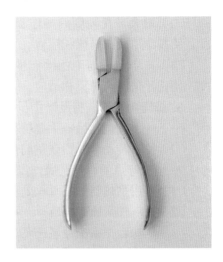

图 5-6-3　镜腿钳

（2）另一手持圆嘴钳（图5-6-4），钳住托叶梗下部向鼻部扭腕，缩小间距；向颞侧扭腕，扩大间距。

（3）在鼻托间距调整好后，用圆嘴钳钳住托叶梗上部近托叶面处，按需扭腕，保证托叶面与鼻梁骨的合适角度。

4. 鼻托中心高度的调整及操作步骤（金属眼镜架）

（1）一手持镜架，另一手握持鼻托钳（图5-6-5）夹住托叶。

（2）鼻托钳向下拉，眼镜架朝上移动，可使鼻托中心高度下移。

（3）鼻托钳向上送，眼镜架朝下移动，可使鼻托中心高度上移。

5. 鼻托高度的调整及操作步骤（金属眼镜架）

（1）一手持镜，另一手握持鼻托钳，钳住托叶。

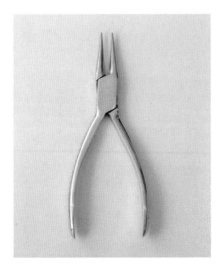

图 5-6-4　圆嘴钳

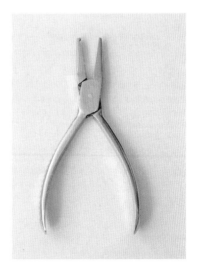

图 5-6-5　鼻托钳

（2）增大鼻托高度的操作步骤：鼻托钳向外拉，增大鼻托高度，鼻托钳转动一个角度，使托叶角度与鼻梁相适应。

（3）减小鼻托高度的操作步骤：鼻托钳向里推，减小鼻托高度，鼻托钳转动一个角度，使托叶角度与鼻梁相适应。

6. 鼻托角度的调整及操作步骤（金属眼镜架）

（1）一手持镜，另一手握持鼻托钳，钳住托叶。

（2）按需转动鼻托钳调整前角、斜角、顶角，使托叶面与鼻梁骨相适应。

7. 镜腿弯点的调整及操作步骤（金属眼镜架与塑料眼镜架操作方式相同）

（1）先用烘热器加热垂长处脚套，防止其弯裂。

（2）把垂长弯曲部扳直。

（3）冷却后把嘱配戴者配戴，保证镜眼距，找出正确的耳上点位置，做好记号。

（4）用烘热器加热垂长部，以拇指为支撑进行弯曲，弯曲镜腿弯点处做好记号，使其与耳上点位置一致。

思考题

1. 简述全自动磨边机制作眼镜的步骤。

2. 简述先天性白内障术后植入单焦点晶状体患儿选择多焦点眼镜的原因。

3. 简述无框眼镜装配的注意事项。

4. 简述渐变多焦点眼镜调整的具体操作。

第六章

接触镜的验配及护理

学习目标

1. 掌握接触镜病史询问要点及配前检查。
2. 掌握软性接触镜、硬性接触镜的验配原则和配适评估方法。
3. 掌握角膜塑形镜首片试戴片的选择及配适评估方法。
4. 掌握软性接触镜、硬性接触镜的摘戴及护理。
5. 了解巩膜镜配适评估方法。

接触镜的验配是科学严谨的医疗过程。接触镜验配需要了解配戴者的全身及眼部健康状况，对眼部进行全面的检查，获取眼部相关参数，选择合理的镜片类型和适宜的镜片参数，对配戴者进行配戴教育、护理指导及定期的复诊随访。

第一节　接触镜配前检查

在接触镜验配前需要对配戴者进行全面的配前评估。评估内容包括病史询问、眼部常规检查、眼压检查、视力及屈光度检查、泪液检查、眼部参数采集及相关视功能检查等。

一、病史询问

1. 一般情况　包括年龄、性别、职业、地址、电话等。
2. 配戴目的和需求　矫正屈光度数、近视防控、减缓近视度数发展、职业需要、美观、方便运动等。另外需要询问配戴者的工作环境、工作性质、业余爱好。
3. 眼病史和全身病史　配戴者既往眼部病史情况，有无眼部活动性炎症，有无眼部外伤、手术史、过敏史和用药史。有无全身性疾病、用药史和过敏史等。特别注意与眼部相关的全身疾病，如常年慢性过敏性疾病、急慢性鼻窦炎、糖尿病、甲状腺相关疾病及全身结缔组织病、精神疾病，目前有无服用抗组胺药、抗胆碱药、免疫抑制剂等。
4. 既往屈光不正的矫正方式　是否配戴过框架眼镜或接触镜，配戴时间、视力矫正情况等。若有接触镜配戴史，可进一步询问配戴接触镜的类型、方式、使用周期、护理情况及在配戴过程中是否出现过不适症状等。

二、眼部常规检查

眼部常规检查包括眼前段和眼后段的检查。眼前段使用裂隙灯显微镜检查，眼后段使用检眼镜或裂隙灯下前置镜检查。

1. 裂隙灯显微镜检查 在接触镜验配前用于检查眼部健康状况，排除眼部疾病及验配禁忌。裂隙灯显微镜观察的重点是睫毛生长方向、睑缘、睑板腺开口、睑结膜、球结膜、角巩缘、角膜、泪膜（图6-1-1）。

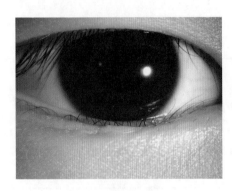

（1）眼睑皮肤及睫毛

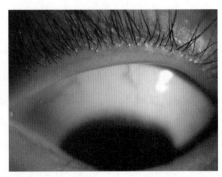

（2）睑缘及睑板腺开口

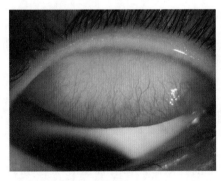

（3）上睑结膜

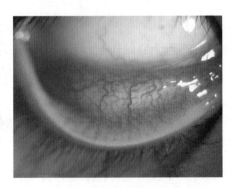

（4）下睑结膜

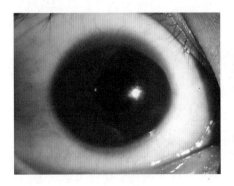

（5）球结膜

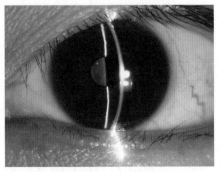

（6）角膜／前房／虹膜／瞳孔／晶体

图6-1-1 裂隙灯显微镜检查

2. 检眼镜检查及眼底照相　观察玻璃体、视盘、黄斑、视网膜血管，以及视网膜各象限色泽。可以使用直接检眼镜、前置镜、间接检眼镜检查眼底，使用眼底照相记录眼底情况（图 6-1-2）。

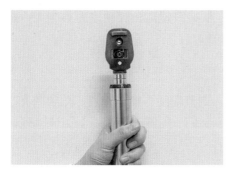

（1）直接检眼镜

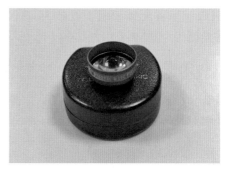

（2）前置镜

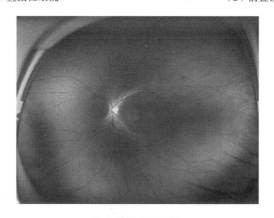

（3）广角眼底照相

图 6-1-2　检眼镜检查及眼底照相

三、眼压检查

角膜接触镜验配常用的眼压计是非接触式眼压计。眼压正常值范围为 1.33 ~ 2.793 kPa（10 ~ 21 mmHg）， 双 眼 眼 压 差 ≤0.665 kPa（5 mmHg）, 24 h 内 眼 压 波 动 ≤1.064 kPa（8 mmHg）。

四、视力及屈光度检查

1. 视力检查　包括裸眼视力及矫正视力。

2. 屈光度检查　对配戴者依次进行客观验光和主觉验光。得到规范的验光结果后再进行等效球镜度的计算、顶点换算，可以为接触镜处方的确定提供参考依据。青少年进行首次接触镜验配建议行睫状肌麻痹验光。

（1）等效球镜度计算：若配戴者验配球性软镜，验光处方中出现散光，可将散光度数的一半折算到球镜中，获得等效球镜度。如验光处方 –5.00DS/–1.00DC×180，则等效球镜度为 –5.50D。

（2）顶点距离换算：框架眼镜与角膜顶点的距离为 12～15 mm。当等效球镜度 ＞ ±4.00D 时应进行顶点距离换算。顶点距离换算公式为：

$$K = Fs/1-dFs$$

式中，K 为接触镜的屈光度；Fs 为框架镜的屈光度；d 为框架眼镜离角膜顶点的距离。例如：患者配框架眼镜度数为 –7.00D，框架眼镜离角膜顶点距离为 13 mm，则接触镜的屈光度为 –7/ [1–0.013 ×（ –7 ）] = –6.50D。

五、相关视功能检查

相关视功能检查包括对比敏感度、立体视、调节幅度、集合近点、角膜映光、遮盖试验、眼外肌运动等。

六、泪液检查

泪液分泌的质量和泪膜的稳定性是能否舒适、持久配戴接触镜的重要因素。泪液异常者容易出现戴镜不适症状，也易发生眼部感染。泪液检查包括侵犯性方法和非侵犯性方法。

1. 侵犯性方法

（1）泪膜破裂时间（tear film break-up time，BUT）：在配戴者结膜囊点入荧光素后，嘱其眨眼数次并闭眼 3～5 s，睁眼注视前方不再眨眼。检查者立即使用裂隙灯钴蓝光观察配戴者角膜表面泪膜并开始计时，直到角膜上出现黑斑（泪膜破裂）时停止计时（图 6–1–3），一般建议测量 3～5 次取平均值。BUT≥10 s 表示泪膜稳定性正常；BUT<10 s 则提示泪膜稳定性异常。

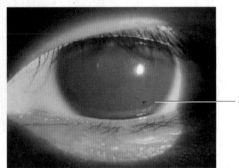

破裂点

图 6–1–3 BUT

（2）泪液分泌试验（Schirmer 试验）：将 5 mm×35 mm 滤纸条一端折弯 5 mm，并置于配戴者下睑中外 1/3 交界处结膜囊内，嘱其轻闭双眼，5 min 后观察滤纸条被浸湿的长度。如果检查前点表面麻醉药，主要评价副泪腺功能；如果检查前不点表面麻醉药，则主要评价泪腺功能。浸湿 10～30 mm 为泪液分泌量正常，<10 mm 为泪液分泌量异常。

（3）酚红棉线法：可以用来测定基础泪液量，也可以测定 pH。

2. 非侵犯性方法　眼表综合分析仪可进行非侵入式泪膜破裂时间（noninvasive tear film break-up time，NIBUT）测量、泪河高度测量、睑板腺拍摄、脂质层观察。

七、角膜知觉检查

使用细棉丝从颞侧轻触角膜，观察瞬目反射。此方法不能定量，使用角膜知觉仪可定量测定。长期配戴接触镜特别是配戴软镜者角膜知觉可能会降低。

八、眼部参数采集

眼部参数采集对接触镜的选择和镜片参数的确定具有重要的参考意义。与角膜接触镜验配相关的眼部参数包括角膜形态、角膜直径、瞳孔直径、睑裂高度、眼睑张力及眼睑形态、角膜内皮细胞、角膜厚度、眼轴等。

（一）角膜形态

主要了解角膜曲率（包括 Ks、Kf、MinK、AveK）、角膜 e 值、角膜散光量及范围等。通过角膜形态测量可以分析配戴者初始角膜形态、辅助圆锥角膜早期诊断、选择合适的镜片参数、观察戴镜前后的角膜形态变化等。常用的检查方法如下。

1. 角膜曲率计　测量角膜中央约 3 mm 区域的各条子午线上的平均弯曲度，即曲率半径及曲率。可确定角膜有无散光及散光度和轴向。

2. 基于 Placido 盘设计的角膜地形图系统　该系统通过计算机处理，用色彩图案展示角膜地形，可以测量角膜表面 95% 以

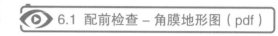

6.1 配前检查 – 角膜地形图（pdf）

上面积的各个点的曲率，测量范围广、精度高，用冷色（蓝）表示平坦角膜部分，用暖色（红、橙、黄）表示陡峭角膜部分（图 6-1-4）。

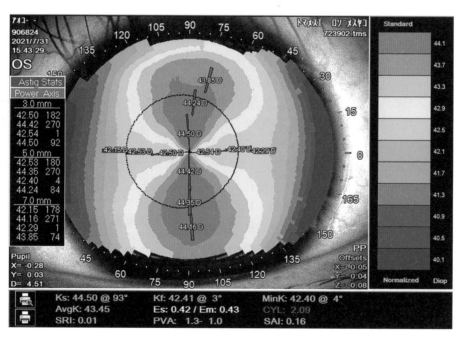

图 6-1-4　角膜地形图

3. 非基于 Placido 盘设计的角膜地形图系统　常用的 Pentacam 三维眼前段分析系统（图 6-1-5），利用 Scheimpflug 光学原理进行断层扫描摄像，获取眼前段图像并通过计算机系统计算眼前段各参数。可以获取角膜前后表面形态参数、角膜厚度及进行早期圆锥角膜筛查与扩张分析等。

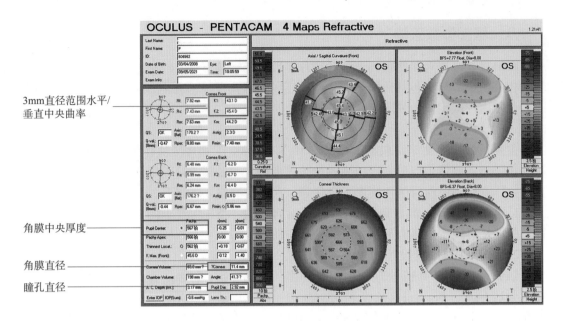

3mm直径范围水平/垂直中央曲率

角膜中央厚度

角膜直径

瞳孔直径

图 6-1-5　Pentacam 三维眼前段分析系统

（二）角膜直径

一般参考水平可见虹膜直径（horizontal visible iris diameter，HVID）和垂直可见虹膜直径（vertical visible iris diameter，VVID）。HVID 常用的测量方法：用直尺经过瞳孔中央从颞侧角巩膜缘量到鼻侧角巩膜缘（图 6-1-6）。其他测量仪器有电脑验光仪、角膜地形图、Pentacam。

（三）瞳孔直径

接触镜后表面光学区应始终覆盖瞳孔，否则会引起配戴者视觉干扰。瞳孔直径测量与 HVID 测量方法相似。测量方法：用直尺经过瞳孔中央从颞侧瞳孔缘量到鼻侧瞳孔缘。注意测量时最好在较暗的照明下进行。其他测量仪器有电脑验光仪、Pentacam、IOL Master（图 6-1-7）。

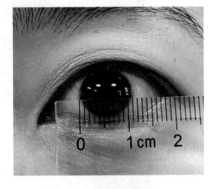

图 6-1-6　HVID 测量（直尺法）

（四）睑裂高度

直尺测量法：嘱配戴者在放松状态下平视前方，使用直尺经瞳孔中央进行上下睑裂高度的测量（图 6-1-8）。

（五）眼睑张力及眼睑形态

配戴者眼睑位置及张力不同，对镜片的定位和活动度会产生不同的影响。目前没有准确的方法测量眼睑张力，可以用拇指和食指夹住配戴者上睑并轻轻向外拉，评估眼睑的张力。过于宽松且厚的眼睑可能会下推镜片，过紧的眼睑可能会上拉镜片。

（六）角膜内皮细胞

角膜内皮细胞测量用于描述角膜内皮细胞的数量、形态和密度。主要观察指标包括

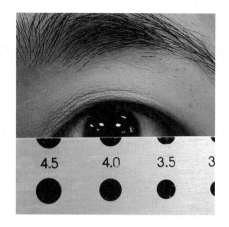
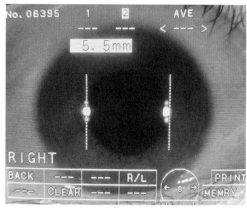

| （1）直尺法 | （2）电脑验光仪法 |

图 6-1-7 瞳孔直径的测量

细胞密度（CD）、细胞面积的变异系数（CV）、六角形细胞比率（6A）。角膜内皮细胞密度不少于 2 000 个 /mm²。对于长期配戴接触镜的患者，可通过角膜内皮检查判断戴镜后角膜的缺氧程度。测量仪器用角膜内皮镜（图 6-1-9）。

（七）角膜厚度

可通过戴镜前后角膜厚度变化情况评估配戴者戴镜后角膜水肿的程度。测量仪器有 Pentacam、超声角膜测厚法、Orbscan Ⅱ、眼前节光相干断层扫描（眼前节OCT）（图 6-1-10）。

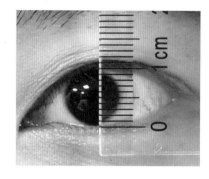

图 6-1-8 睑裂高度测量（直尺法）

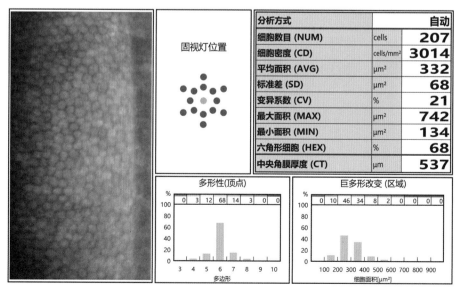

图 6-1-9 角膜内皮镜

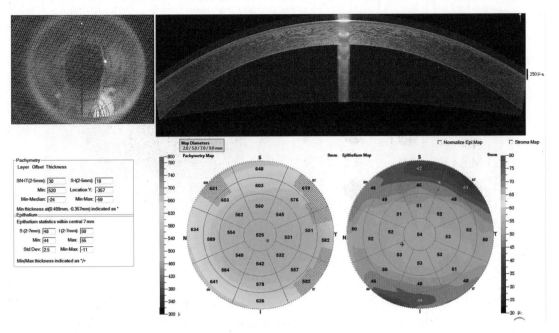

图 6-1-10　角膜厚度测量（眼前节 OCT）

（八）眼轴

临床常用 IOL Master 测量（图 6-1-11），也可使用 A 超测量。

OD右		生物统计值			OS左			
				眼睛状态				
LS: 有晶状体		VS: 玻璃体			LS: 有晶状体		VS: 玻璃体	
Ref: ---				VA: ---	Ref: ---			VA: ---
LVC: 未治疗					LVC: 未治疗			
				生物统计值				
AL: 26.12 mm		SD: 10 μm			AL: 24.13 mm		SD: 10 μm	
中央角膜厚度: 535 μm		SD: 3 μm			中央角膜厚度: 530 μm		SD: 3 μm	
ACD: 3.49 mm		SD: 5 μm			ACD: 3.35 mm (!)		SD: 31 μm	
LT: 3.69 mm		SD: 8 μm			LT: 3.85 mm		SD: 31 μm	
AL	中央角膜厚度	ACD	LT		AL	中央角膜厚度	ACD	LT
26.12 mm	538 μm	3.49 mm	3.69 mm		24.13 mm	528 μm	3.34 mm	3.85 mm
26.12 mm	535 μm	3.49 mm	3.69 mm		24.13 mm	530 μm	3.35 mm	3.85 mm
26.12 mm	530 μm	3.49 mm	3.69 mm		24.13 mm	529 μm	3.35 mm	3.84 mm
26.13 mm	535 μm	3.49 mm	3.69 mm		24.13 mm	530 μm	3.34 mm	3.85 mm
26.12 mm	535 μm	3.49 mm	3.69 mm		24.14 mm	531 μm	3.34 mm	3.85 mm
26.12 mm	534 μm	3.50 mm	3.69 mm		24.13 mm	532 μm	3.36 mm	3.85 mm
				角膜值				
SE: 41.92 D		SD: 0.02 D			SE: 41.73 D		SD: 0.01 D	
K1: 41.50 D	@ 180°	SD: 0.02 D			K1: 41.33 D	@ 7°	SD: 0.01 D	
K2: 42.36 D	@ 90°	SD: 0.02 D			K2: 42.13 D	@ 97°	SD: 0.01 D	
ΔK: -0.86 D	@ 180°				ΔK: -0.80 D	@ 7°		
SE: 41.90 D		ΔK: -0.86 D	@ 0°		SE: 41.73 D		ΔK: -0.81 D	@ 7°
SE: 41.93 D		ΔK: -0.85 D	@ 180°		SE: 41.73 D		ΔK: -0.79 D	@ 8°
SE: 41.94 D		ΔK: -0.87 D	@ 179°		SE: 41.72 D		ΔK: -0.79 D	@ 6°
TSE: 41.77 D		SD: 0.01 D			TSE: 41.70 D		SD: 0.01 D	
TK1: 41.37 D	@ 179°	SD: 0.02 D			TK1: 41.37 D	@ 8°	SD: 0.05 D	
TK2: 42.19 D	@ 89°	SD: 0.02 D			TK2: 42.03 D	@ 98°	SD: 0.06 D	
ΔTK: -0.82 D	@ 179°				ΔTK: -0.66 D	@ 8°		
TSE: 41.76 D		ΔTK: -0.84 D	@ 3°		TSE: 41.69 D		ΔTK: -0.77 D	@ 8°
TSE: 41.78 D		ΔTK: -0.84 D	@ 178°		TSE: 41.69 D		ΔTK: -0.55 D	@ 8°
TSE: 41.78 D		ΔTK: -0.78 D	@ 176°		TSE: 41.70 D		ΔTK: -0.66 D	@ 8°
				白到白和瞳孔值				
WTW: 12.2 mm		lx: +0.0 mm	ly: +0.2 mm		WTW: 12.3 mm		lx: -0.1 mm	ly: +0.2 mm
P: 7.3 mm		CW 弦: 0.1 mm @ 294°			P: 6.6 mm		CW 弦: 0.1 mm @ 196°	
图片已保存			参考图片					图片已保存

图 6-1-11　眼轴测量（IOL Master）

九、角膜接触镜配前检查记录

角膜接触镜配前检查专科病历记录表见表 6-1-1。

表 6-1-1　角膜接触镜配前检查专科病历记录

问诊				
配戴目的				
既往视力矫正方式				
既往戴镜情况				
眼部疾病史				
全身疾病史				
外伤手术史				
工作性质、环境、爱好				
药物过敏史				
配前检查				
检查项目	右眼		左眼	
视力	裸眼	矫正	裸眼	矫正
眼压		mmHg		mmHg
主视眼				
睑裂高度		mm		mm
眼睑				
结膜				
角膜				
前房				
瞳孔				
晶状体				
眼底				
角膜横径		mm		mm
暗光下瞳孔直径		mm		mm
角膜地形图	Ks:　　MinK:　　E 值:		Ks:　　MinK:　　E 值:	
眼轴		mm		mm
角膜厚度		μm		μm
角膜内皮细胞计数		个 /mm^2		个 /mm^2
NIBUT				
泪河高度				
检影验光				
主觉验光				
诊断结果				
处理意见				

第二节 软性接触镜验配

一、适应证

1. 最佳使用年龄为 16～38 岁，此年龄阶段的配戴者个人或者职业需求较强烈。无自理能力的儿童或老年人若有需求必须在医师和监护人密切监督下使用。

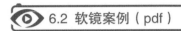

2. 屈光不正的矫正，包括一般近视、远视、散光、屈光参差等。

3. 一般配戴者 K 值范围为 41～46D，若角膜屈光力太低或者太高，可能没有适合的软镜基弧。另外需要注意，角膜屈光力太高可能会提示一些病理情况存在。

4. 泪膜相关检查结果在正常范围，角膜结膜完整，眼睑位置正常，瞬目正常。

5. 特殊眼病的矫正和治疗，如彩色软镜可用于角膜白斑、白化病、眼部先天异常的美容矫形，治疗性角膜接触镜可用于保护眼表、缓解疼痛、药物缓释等。

二、禁忌证

1. 眼部任何活动期急性炎症。

2. 全身疾病，包括急慢性鼻窦炎、严重糖尿病、甲状腺疾病、类风湿关节炎等结缔组织病、精神病等。

3. 独眼者。

4. 妊娠和绝经期女性。

5. 个体条件相对非适应证，如个人卫生不良、依从性差、不能定期复查者。

6. 生活、工作环境差，如粉尘、烟雾等工作环境。

三、软性接触镜验配前检查

软性接触镜的验配流程和一般接触镜验配流程一致（详见本章第一节），其中，角膜曲率值、角膜横径及屈光度的测定十分重要。

四、球面软性接触镜验配

（一）参数选择

1. 屈光力　当验光度数超过 ±4.00D 时，应进行顶点屈光力换算。如果验光结果有散光度数，当散光≤0.75D，且球镜／柱镜≥3/1 时，或者散光≥1.00D，且球镜／柱镜≥4/1 时，均可通过普通球面软镜进行屈光矫正，此时需要换算等效球镜度。确定最终的镜片度数时，可根据镜片试戴评价后作戴镜验光而确定。

2. 基弧　一般比角膜曲率平均数值平坦 0.6～1.0 mm，最终的镜片基弧须根据配适评估结果确定。

3. 直径　软性接触镜镜片直径一般比角膜横径大，原则上应覆盖角膜。一般选择直径 HVID+1.5 mm 以上。

（二）类型选择

1. 含水量　建议屈光度数较高的配戴者选择高含水量或硅水凝胶镜片，透氧率较高。较低度数镜片可选择低含水量镜片，容易操作；在厚度一定时，增加镜片含水量会减少镜片活动。需综合考虑以上因素来选择合适的镜片。

2. 厚度　镜片厚度 < 0.06 mm 为超薄型，0.06 ~ 0.10 mm 为薄型，0.10 ~ 0.15 mm 为标准厚度型，> 0.15 mm 为厚型。高度数、长戴者，建议选用超薄型，提高镜片透氧率。操作能力差、度数较低者，建议选用标准厚度或厚型。

3. 配戴方式与使用周期　软性接触镜分为传统型、频繁更换型、抛弃型。作为球性软镜，临床一般建议选择频繁更换型或抛弃型接触镜。

（三）软性接触镜配适评估

1. 评估时机　初次配戴者可因为镜片的刺激引起反射性泪液分泌，评估配适需待配戴者泪液量慢慢接近正常状态时开始。一般需在戴镜后 15 ~ 20 min 进行配适评估。

2. 评估中心定位　眼球平视正前方时，理想的中心定位为镜片几何中心位于瞳孔中心，瞬目后镜片应返回中心位置，向上或左右注视时，镜片应覆盖整个角膜。不良的中心定位一般是镜片直径过小或者基弧太过平坦导致的（图 6-2-1）。

3. 评估角膜覆盖度　在任何眼位时，镜片对称地覆盖角膜 0.5 ~ 2.0 mm 是理想的（图 6-2-2）。镜片不能完全覆盖角膜时，可导致矫正视力下降、暴露区角膜干燥、配戴眼产生异物感。不能完全覆盖角膜的原因多为镜片直径过小或基弧过大。

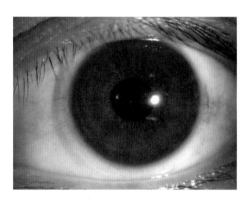
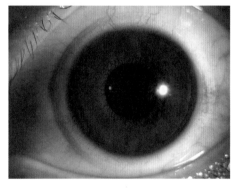

图 6-2-1　软镜中心定位良好　　　　图 6-2-2　角膜覆盖度良好

4. 评估移动度　观察眼睑力量导致镜片相对位置变化的程度。自然瞬目时眼睑带动镜片向角膜上方运动，然后匀速下落后恢复原位。镜片下边缘向上移动的量为 < 移动度。瞬目时镜片理想的移动度为 0.5 ~ 1.5 mm；< 0.5 mm 为移动度过小；> 2.0 mm 为移动度过大。眼球在向左、向右转动时，镜片可发生瞬间滞后现象，理想滞后量为 0.5 ~ 1.0 mm（图 6-2-3）。判断镜片移动度时，以角膜直径和镜片直径为参考，例如：角膜直径 12.00 mm，镜片直径 14.00 mm，则重叠部分（单侧镜片边缘到角膜缘）为 1.00 mm。重叠部分移动了一半的距离，则镜片垂直移动量为 0.50 mm。

5. 评估松紧度　利用下睑上推试验评估镜片覆盖在角膜上的松紧程度（图 6-2-4）。具体操作方法：在第一眼位时观察，用拇指轻推下睑边缘，通过下睑边缘推动镜片下边

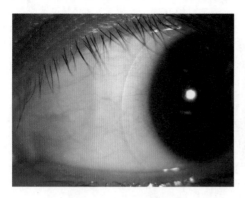

图 6-2-3 滞后现象

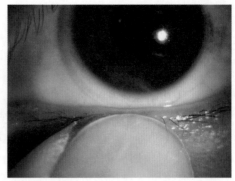

图 6-2-4 下睑上推

缘，镜片向上移动，放开拇指后，观察镜片复位的速度。若镜片不移动，镜片松紧度记为100%；镜片缓慢移动，稳定回复，此时镜片松紧度较为理想（40%～60%）；镜片很容易移动或快速回复，镜片松紧度为适当（10%～35%）。

6. 戴镜验光 通过戴镜验光确定镜片的最终屈光度数。注意镜片上验光结果残留散光时，需进行等效球镜度换算，确定最佳视力最终球镜度数。

7. 评估舒适度 通过患者主观感觉评价戴镜后舒适度并评分。1分：疼痛，眼睑不能开启；2分：严重异物感，结膜充血伴流泪；3分：异物感，轻度结膜充血；4分，轻度异物感，无体征；5分：无感觉，轻度镜片存在感。注意：1～2分临床不能接受，应立即停止戴镜。

（四）软性接触镜配适调整

1. 配适过紧指征 下睑上推试验不动、镜片边缘结膜压痕、镜片边缘下角巩膜缘结膜血管收缩、轻度炎症、瞬目后瞬间视力好转。解决方法：试戴更大基弧或更小直径的镜片。

2. 配适过松指征 镜片定位较差、镜片运动过度、镜片边缘皱缩或卷曲、视力波动并且瞬目后变差、第一眼位时镜片向下偏位、镜片在上视或上视瞬目时可能偏离角膜、镜片过多运动致不舒服。解决方法：试戴更小基弧或更大直径的镜片。

五、环曲面软性接触镜验配

（一）适应证

1. 验光处方中柱镜成分比例高（球柱比＜4：1）。

2. 散光度数通常大于1.00D，配戴者能耐受散光量（个体差异较大），部分患者需要矫正0.75D的散光。

3. 有明显眼内散光者。

4. 不能耐受RGP的配戴者。

5. 配戴球形软镜后对视力不满意者。

（二）禁忌证

1. 不规则散光。

2. 其他配戴接触镜的禁忌证。

（三）验配流程

1. 配前检查同球面软性接触镜一致。

2. 对验光处方的屈光度进行顶点换算，确定接触镜所需要的散光度数。如验光处方：–7.00DS/–2.00DC×180，顶点换算后，环曲面接触镜处方为：–6.50DS/–1.75DC×180。

3. 选择与验光处方散光和轴位接近的试戴片。

4. 基弧、直径选择及配适评估方法同球面软性接触镜配适评估。

5. 轴向评估。在环曲面软性接触镜配适良好的前提下进行轴向评估，一般来说，柱镜度数<2D且轴向轻微偏位（5°以下），对大部分人没有明显视力影响。校正轴向遵循"左加右减"原则，也可称为"顺加逆减"，镜片轴向标志通常在环曲面镜片周边的3点、6点或9点位置，进行轴向稳定性评估时以此为参照点，顺时针偏位加角度，逆时针偏位减角度。如原接触镜处方柱镜轴向为10°，试戴片片标顺偏10°，则需要修正处方为20°；原接触镜处方柱镜轴向为180°，片标逆偏10°，则需要修正处方为170°。

6. 戴镜验光和主观感受评价同球面软性接触镜。

六、特殊软性接触镜验配

（一）彩色接触镜验配

1. 彩色接触镜验配流程同球面软性接触镜流程。

2. 镜片参数选择同球面软性接触镜验配。需注意选择直径时，应根据配戴眼瞳孔的直径选择合适的镜片无色瞳孔区直径。彩色接触镜镜片颜色一般通过标准图谱来选择，然后通过试戴来确定。若为定制彩色镜片，可根据配戴眼虹膜颜色拍摄照片来选择颜色。另外，须注意新旧镜片的颜色可能不同，选择颜色时还需考虑双眼外观的一致性。

3. 镜片理想配适为镜片需要有完全的角膜覆盖，良好的中心定位，镜片无色瞳孔区与配戴者瞳孔区一致，定位良好，并且在眼球转动时，镜片有0.5～1.0 mm的相对运动度，配适可稍紧些。双眼外观要协调一致，能有比较满意的外观视觉效果。配戴后舒适，镜片不影响视力和视野。

（二）治疗性接触镜验配

1. 治疗性接触镜验配流程同球面软性接触镜流程。

2. 选择镜片时，考虑因素有患者的原发病，镜片含水量、直径、厚度、基弧等。屈光手术后、角膜移植术后的患者，可选择连续配戴的抛弃型硅水凝胶镜片；反复角膜上皮糜烂的患者，验配时可选稍紧的配适，以减少镜片的活动；在治疗角膜周边病变时，希望镜片的直径较大，以封闭伤口，减少镜片边缘对角膜病变处的摩擦；对于单纯角膜上皮糜烂患者，选择较高含水量镜片，可提高镜片配戴舒适度，并增加氧供。有干眼症状的患者，建议选择中等或低含水量镜片。故必须根据具体情况，以治疗角膜病变为出发点，选择理想的镜片种类和参数。

七、处方确定及订单

处方需记录镜片品牌、屈光度数、直径、基弧。订单举例：张某，男，24岁，OD，某品牌型号，–2.00D/14.00 mm/8.4 mm。

八、注意事项

1. 应用软性接触镜试戴片应选用比较安全的抛弃型软性接触镜。

2. 应在低度到中度放大的观察镜下评价。

3. 试戴片尽量选择接近客观验光的度数，若片上验光追加度数过高，则会在顶点距离换算时产生较大误差。

第三节　硬性接触镜验配

一、适应证

1. 硬性透气性角膜接触镜适用于有需求而又无禁忌证的任何年龄者。年龄过小或过大者，必须在医师和监护人的密切监督下使用。

2. 屈光不正包括一般近视、远视、散光、屈光参差，高度近视、高度远视、高度散光、不规则角膜散光。

3. 圆锥角膜等角膜变性疾病及角膜瘢痕所致的角膜不规则
散光。

 6.3 硬镜案例

4. 眼外伤、手术后无晶状体、无虹膜症。

5. 角膜屈光手术后及角膜移植手术后屈光异常。

6. 长期配戴软性接触镜后出现严重缺氧反应或引发巨乳头性结膜炎而又无法放弃接触镜者。

二、禁忌证

1. 眼表活动性疾病或影响接触镜配戴的全身性疾病等一般接触镜禁忌证。

2. 长期处于多风沙、高污染环境中。

3. 经常从事剧烈运动者。

4. 眼睛高度敏感者。

三、硬性接触镜验配前检查

1. 完善一般接触镜配前检查，具体详见本章第一节。

2. 关注眼睑形态、眼睑张力。眼睑形态及眼睑张力对硬性接触镜的稳定附着有很大影响。

四、球面硬性接触镜验配

（一）基弧选择

不同品牌的硬性接触镜镜片各有特点，试戴片基弧的第一选择可参考生产厂商的验配手册。也可通过经验计算法选择：球形角膜或角膜散光 < 1.00D 时，首选最接近平坦 K 值的基弧值；角膜散光在 1.00 ~ 2.50D 之间时，首选比平坦 K 值陡峭 0.05 ~ 0.10 mm 的基弧；

角膜散光 > 2.50D 时，建议选择环曲面硬性接触镜进行验配。

（二）直径选择

不同品牌的硬性接触镜试戴镜片直径略有不同。比如某品牌硬性接触镜试戴片直径均为 9.4 mm，而有些品牌硬性接触镜随着试戴片曲率半径从陡峭到平坦的不同，直径也从 8.8 mm 到 9.6 mm 不等。但是，最终镜片直径的选择取决于配戴者眼睑状态、角膜横径及暗瞳直径、屈光度数等因素。通常硬性接触镜镜片直径比 HVID 小 2 mm。为了避免镜片移动时非光学区移动至瞳孔区内导致眩光现象，一般要求镜片光学区直径比暗瞳直径大 2 mm 以上，光学区直径取决于镜片总直径，因此暗瞳直径影响镜片总直径的选择。

（三）评估前准备

准备给配戴者戴镜时，需提前向配戴者描述镜片的特征及戴入镜片后出现异物感等不适的原因，告知配戴者这种感觉不会伤害眼睛，增强配戴者的配戴信心。戴镜后交代配戴者避免大幅度转动眼球或向左、右或上看，嘱向下看或闭眼来减轻戴镜异物感。闭眼 5 ~ 10 s，让湿润液和泪液充分混合，这能最大限度减少由于过度瞬目引起的镜片偏位。戴镜后让配戴者适应 10 ~ 15 min 后再看配适，减少泪液对配适评价的影响。

（四）动态配适评估

利用裂隙灯弥散照明法在白光下进行评估。嘱配戴者向前方注视，观察瞬目时，镜片移动的方向、速度、幅度，评估瞬目后镜片恢复的速度及位置。硬性接触镜理想的中心定位是偏位 ≤ 0.5 mm、上睑略覆盖镜片边缘。镜片偏位可能原因是镜片直径偏小或者基弧偏平。理想的镜片移动为垂直下落型，即瞬目后镜片上移，继而平稳垂直下落，回到角膜中心。理想的移动度为 1 ~ 2 mm，并且镜片移动时均覆盖瞳孔。当移动度偏小，或移动不顺畅时，应考虑为配适陡峭状态；当移动度过大，并且镜片不稳定有旋转或左右转动时，考虑为配适平坦状态。

（五）静态配适评估

评估镜片后表面和角膜之间的配适关系。评估时将镜片置于角膜中央。嘱配戴者向下看，在上方球结膜点入荧光素，嘱配戴者瞬目，用裂隙灯显微镜在钻蓝光下观察镜片与角膜之间的泪液状态。

1. 一般角膜散光比较小时，静态配适可出现以下 3 种状态（图 6-3-1）。

（1）理想配适：镜片与角膜形态吻合，形成一层均匀一致的泪液层，中心区及旁中心区表现为均匀的荧光显像，无明显暗区。

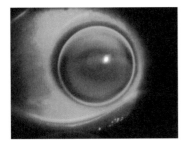
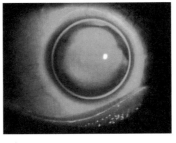
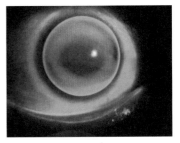

（1）理想配适　　　　　　（2）配适过紧　　　　　　（3）配适过松

图 6-3-1　球面角膜的硬性接触镜静态配适

（2）配适过紧：镜片中心区隆起，周边与角膜接触，染色后中心区表现为鲜明的荧光显像，旁中心区为宽大明显的黑色暗区，边缘染色带极细。

（3）配适过松：镜片中央与角膜接触，边缘翘起，染色后中心区表现为黑色暗区，旁中心区与边缘区无界限，形成极宽的荧光显像带。

2. 若角膜散光 >1.00D，且为顺规散光时，静态配适表现如下（图6-3-2）。

（1）理想配适：镜片与角膜形态吻合，形成一层均匀一致的泪液层，上下方为染色积液，越靠近中央越变细变淡，左右区域为接触区，呈黑色暗区。

（2）配适过紧：镜片中心区隆起，周边与角膜接触，中央染色为较宽的纵行条带染色积液，左右区为黑色暗区。

（3）配适过松：镜片中央与角膜接触，边缘翘起，染色后中心区呈横椭圆形暗区，上下方为染色条带。

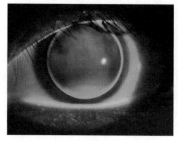 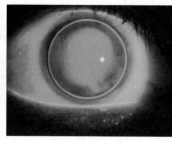 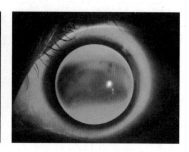

（1）理想配适　　　　　　　（2）配适过紧　　　　　　　（3）配适过松

图 6-3-2　顺规散光的硬性接触镜静态配适

（六）配适调整

1. 配适过紧指征　表现为镜片活动度小，镜片下气泡，荧光显像示中央亮区、旁周边暗区，配戴者戴镜压迫感。解决方法：试戴更大基弧或更小直径的镜片。

2. 配适过松指征　表现为镜片活动偏离角膜中央，活动度大，荧光显像示中央暗区、旁周边亮区，配戴者戴镜异物感明显。解决方法：试戴更小基弧或更大直径的镜片。

五、环曲面硬性接触镜验配

（一）前环曲面镜

1. 前环曲面镜适用于角膜散光较低、但由于眼内散光较高而不适合戴球形硬性接触镜的配戴者。

2. 验光处方顶点光度换算与环曲面软性接触镜相同，根据换算后结果选择试戴镜片。选择基弧比平坦 K 值稍陡的镜片试戴。评估镜片配适方法同球面硬性接触镜，评估镜片轴位旋转同环曲面软性接触镜。戴镜验光后确定镜片处方。

（二）后环曲面镜

1. 当角膜前表面散光量较大时（ >3D），选择应用后环曲面镜有利于镜片在角膜中心定位。

2. 常用的基弧选择法为经验法，即镜片后表面两条子午线中，平坦 K 与角膜平坦 K

一致，陡峭 K 为角膜陡峭 K 减去 1/4 或 1/3 的总散光量。后环曲面度由角膜散光度数确定。确定试戴片后进行基本情况评估，戴镜验光后确定镜片处方。

（三）双环曲面镜

1. 双环曲面镜适用于总散光量大，且角膜散光和眼内散光均较明显的配戴者。另外，高度角膜散光且眼内散光较小时，如果使用球面镜片或后环曲面镜片无法达到矫正有效的散光量时，可考虑双环曲面镜片。

2. 基弧的选择同后环曲面镜，直径一般 > 8.5 mm，同时根据患者角膜直径、睑裂大小等因素决定。

3. 后环曲面度由角膜散光屈光度确定。患者配戴后表面基弧为环曲面、前表面为球面的镜片进行诊断性试戴，戴镜验光后确定镜片处方，所加的柱镜即为前表面的柱镜。

六、圆锥角膜硬性接触镜验配

（一）基弧选择

可疑圆锥角膜或轻度圆锥角膜一般可选择普通球面硬性接触镜验配，若效果欠佳，可考虑针对圆锥角膜特性设计的圆锥片。通常中重度圆锥角膜首选圆锥片试戴。不同品牌的圆锥镜片各有特点，试戴片基弧的选择可依据生产厂商的验配手册，同时需关注圆锥锥顶的范围，参考距角膜中央 3 mm、5 mm、7 mm 平均曲率，通常以 5 mm 平均 K 值为首选基弧。一般圆锥角膜程度越重，基弧越陡峭，最终基弧确定根据配适状态、矫正视力等做调整。

（二）直径选择

可疑圆锥角膜或轻度圆锥角膜选择球面硬性接触镜验配时，直径选择参考普通硬性接触镜验配，直径可做调整。需注意不同品牌的普通硬性接触镜及圆锥系列试戴片直径略有不同。

（三）配适评估

理想的配适为三点接触式，即镜片轻微接触圆锥顶点，镜片后表面中周部接触角膜，使镜片稳定（图 6-3-3）；如果镜片与圆锥角膜的锥顶有大的空隙，为顶点空隙式（图 6-3-4），应选择基弧更平的试戴镜直至达到理想配适状态；如果镜片明显触压圆锥角膜的锥顶，为顶点接触式（图 6-3-5），应选择基弧更陡的试戴镜直至达到理想配适状态。最终确认镜片的基弧。

确定了镜片的基弧，需评估旁中央区、中周边部及边缘部配适。旁中央区理想状态为

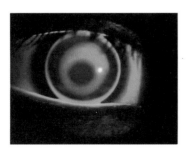 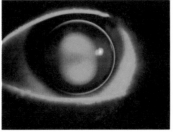 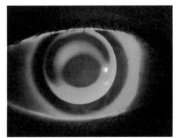

图 6-3-3　三点接触式　　　图 6-3-4　顶点空隙式　　　图 6-3-5　顶点接触式

较少的泪液聚集，可见少量荧光素亮区；中周边部应选择镜片与角膜轻微接触，有利于镜片稳定附着；边缘部配适应与角膜有一定间隙，理想边缘宽度为 0.4 mm，边缘外可见泪新月，理想的镜片边缘有利于镜片移动及泪液交换。

（四）配适调整

1. 镜片配适过紧时，更换更平坦基弧试戴片。

2. 镜片配适过松时，更换更陡峭基弧试戴片。

3. 若锥顶部配适可，旁周边部过紧或过松，可选择单独将中周边弧做平坦或陡峭一些。

4. 若边缘配适不理想，可以定制增加或减少边弧高度的镜片。

七、屈光度数测定

选择理想的镜片基弧及直径后，进行戴镜验光确定镜片的最终屈光度数。注意片上验光结果有残留散光时，需进行等效球镜度换算，确定最佳视力最终球镜度数。

八、处方确定及订单

处方需记录镜片品牌、屈光度数、直径、基弧和特殊设计。订单举例：张某，男，16岁，OD，某品牌型号，–4.00D/9.4 mm/7.9 mm/ 边缘抬高减少 0.2 mm。

九、注意事项

1. 硬性接触镜试戴片戴入验配眼前均需消毒。

2. 圆锥角膜由于角膜形态变形程度不一、锥顶角膜瘢痕等影响戴接触镜后矫正视力，可能最终矫正视力达不到 5.0。

第四节　角膜塑形镜验配

一、适应证

成功的验配需要有良好的主观和客观条件。主观上，配戴者需有明确良好的动机、恰当的预期值；客观条件主要包括配戴者年龄、屈光特点、眼部和全身条件等，具体如下。

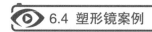
6.4 塑形镜案例

1. 动机明确，能够理解角膜塑形镜的作用机制和实际效果，以及可能存在的不良反应，并且依从性好，能及时、定期按要求复诊和更换镜片。

2. 不能或不愿使用框架眼镜、日戴接触镜且不能接受屈光手术，同时又需要提高裸眼视力者。

3. 近视伴或不伴规则散光者：①近视和散光屈光度范围在国家药品监督管理局注册适用范围之内，顺规散光者相对合适。理想的屈光矫正范围一般为：近视 –0.75 ~ –6.00D，角膜性散光≤1.50D，若散光>1.50D 可考虑环曲面镜片。②角膜曲率在 39.00 ~ 48.00D 之间。

4. 适合于年满 8 周岁且近视度数发展较快的儿童青少年，未成年人须有家长监护。

5. 环境条件、卫生条件和工作条件能满足角膜塑形镜的配戴要求。

6. 有一定经济基础，能承担治疗期间的费用。

二、禁忌证

1. 不符合前述适用范围者。

2. 使用影响或可能影响角膜塑形镜配戴的、改变正常眼生理的药物，或使用可能会导致干眼、影响视力及角膜曲率等的药物。

3. 角膜内皮细胞密度少于 2 000 个 /mm^2。

4. 眼部存在活动性炎症及其他眼部异常（如角膜上皮明显染色、角膜知觉减退、泪囊炎、眼睑疾病及眼睑异常、眼压异常及青光眼等）。

5. 患有全身性疾病造成免疫功能低下，或对角膜塑形有影响者（如急、慢性鼻窦炎，糖尿病，唐氏综合征，类风湿关节炎，精神病患者等）。

6. 孕妇、哺乳期或近期计划妊娠者。

如果配戴者超适应证范围（如屈光度数），但又有特殊戴镜需求，必须由经验丰富的医师酌情考虑，经与配戴者或未成年配戴者监护人充分沟通后，签署知情同意书，并加强对配戴者眼部安全的监控。

三、配前检查

角膜塑形镜的验配流程和一般接触镜验配流程一致，包括咨询和建立档案、病史采集、裂隙灯显微镜眼部检查、眼前段参数测量、屈光检查、泪膜检查等常规检查，以及角膜塑形镜配前特殊检查，如角膜地形图、眼轴、角膜内皮等（详见本章第一节）。其中，配前角膜形态的测量十分重要，往往决定镜片参数的选择，同时也是后期随访比较重要的参考基础。因此，需要验配者非常熟练地掌握角膜地形图的测量和分析。

四、选择试戴片

不同的镜片品牌在镜片设计上略有差异，对镜片各项参数的描述也不尽相同，一般根据厂商各自的选片原则选择首片试戴片，在此基础之上结合配戴者的实际特点修正镜片参数。一般试戴片的可选参数有总直径、基弧、定位弧曲率、降幅、环曲量（图 6-4-1）。

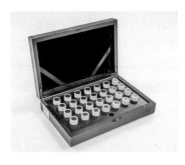　　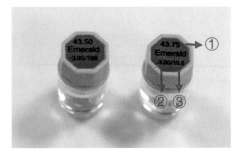

（1）角膜塑形镜试戴片组　　（2）试戴片参数（①定位弧曲率；②降幅；③直径）

图 6-4-1　某品牌角膜塑形镜试戴片

（一）选择镜片直径

理想的镜片覆盖度为角膜总面积的 90%～95%，镜片总直径一般比角膜可见虹膜横径（HVID）少 1.00～1.50 mm。

举例：测得角膜 HVID = 12 mm，则镜片直径 = 10.5～11 mm。

实际试戴中会因镜片的定位、角膜纵径大小等因素略有增减，需具体分析。选择试戴片时应首先确定镜片的总直径，并选择直径相近的试戴片试戴，直径过大或过小的试戴片均会对后续试戴评估产生不同程度的影响。直径过大会使得实际配适偏紧，过小可能影响镜片稳定性而引起偏位（图 6-4-2）。

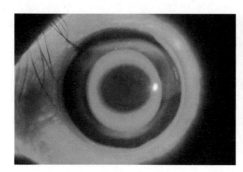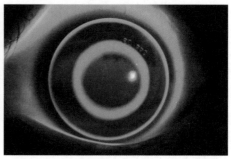

（1）镜片直径过大　　　　　　　　（2）镜片直径过小

图 6-4-2　不合适的镜片直径

（二）选择镜片基弧

镜片基弧决定期望角膜曲率降低的幅度，一般由计算来确定。公式如下：

$$基弧 = 角膜平坦 K 值 - 近视度数 - Jesson\ Factor$$

举例：角膜平坦 K 值为 42.50D，近视度数为 -2.00D，则镜片基弧 = 42.50D-2.00D-0.75D = 39.75D，换算或查表即得 8.49 mm。

1. 角膜平坦 K 值（flat K，FK）　可由角膜地形图或角膜曲率计获得。

2. 近视度数　一般取等效球镜度，＞ -4.00D 应进行后顶点距离换算。

3. Jesson Factor　又称过矫系数、JF 系数，通常为 0.50～1.25D。

（三）选择定位弧曲率

一般参考角膜平坦 K 值，结合角膜 e 值选择首副试戴片参数，多以 0.25D 或 0.50D 梯度增减。定位弧（AC）区与角膜平行，起到稳定镜片的作用，通常 e 值偏小（＜0.3）需适当收紧定位弧曲率，e 值偏大（＞0.7）需放松定位弧曲率，实际选择因镜片品牌特点、配戴者角膜散光、眼睑情况等略有不同。

举例：配戴者角膜 FK = 42.64D，e = 0.45，根据某品牌提供的验配参考手册（图 6-4-3），选择第一片试戴片 AC = 42.50D。

（四）选择环曲量

角膜散光较大时，需要选择环曲面设计的镜片以匹配角膜水平和垂直两个方向，然而角膜散光量的大小并不是决定是否使用环曲面设计的绝对参考，还需要结合散光的形态和范围，通常对称的、边到边的散光首选使用环曲面镜片（图 6-4-4）。一般认为角膜高度

角膜数据			
FK	43.75D	43.75D	43.75D
e值	0.3~0.7	<0.3	>0.7
第一片试戴片	= FK	= FK+0.50D	= FK-0.50D
	43.75D	44.25D	43.25D

图 6-4-3　某品牌提供的 AC 验配参考

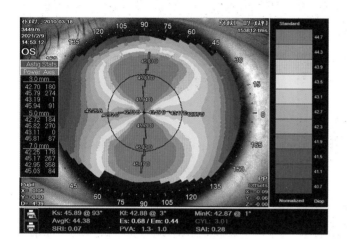

图 6-4-4　对称的、边到边的散光

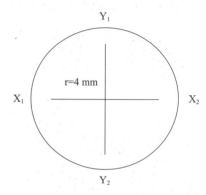

$$\triangle H = （X_1+X_2）/2 - （Y_1+Y_2）/2$$

图 6-4-5　高度差的计算

差是环曲量选择的金标准，通常参考弦长 8 mm 范围的高度差，即水平方向子午线角膜高度的平均值与垂直方向子午线角膜高度平均值的差值（图 6-4-5，图 6-4-6）。

不同品牌环曲量的选择标准不同，一般弦长 8 mm、高度差大于 30 μm 需要使用环曲面镜片，环曲量从 1D 开始，高度差每增加 15 μm 则环曲量增加 0.50D。但这不是绝对的，实际验配还需参考垂直方向角膜 e 值、镜片配适等情况酌情增减。

五、评估动、静态配适

配戴者无明显刺激症状，泪液相对稳定时即可评估。通常适应 10～30 min，配戴者可自然睁眼。评估在裂隙灯显微镜下进行，配合荧光素染色观察评价镜片的动态和静态配适，评估时注意裂隙灯亮度的调整，以减少光线对评估的影响。

（一）动态配适

1. 中心定位　定位居中，静止时镜片可居于角膜中心略偏下方，水平和垂直偏位 <0.5 mm（图 6-4-7）。

2. 活动度　瞬目时镜片垂直顺滑、匀速下落，镜片活动度以 1～2 mm 为宜。

（二）静态配适

经荧光素染色后，泪液可显像，借此观察镜下泪液分布情况。通常 20 μm 以下的泪液层在裂隙灯显微镜下难以显像。观察使用钴蓝光，也可在此基础上增加黄色滤光片提高显像对比度。

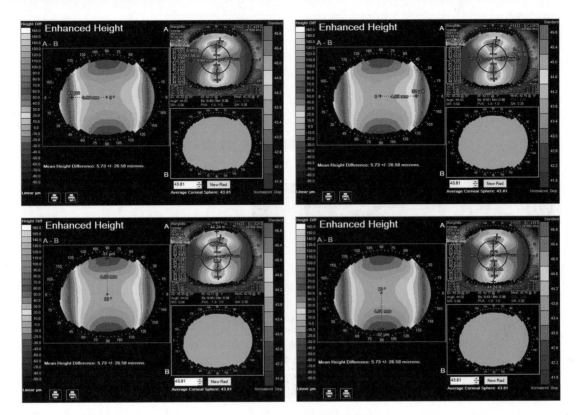

（1）Tomy-4N 角膜地形图高度图

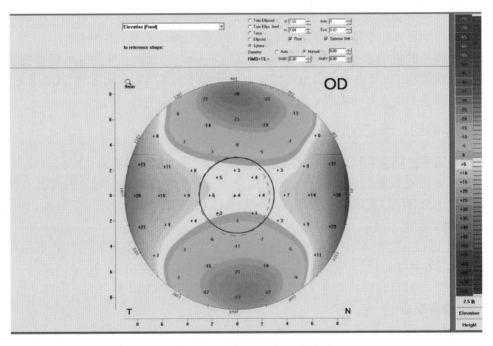

（2）Pentacam 角膜前表面 8 mm 范围高度图

图 6-4-6　常见的环曲量测量方式

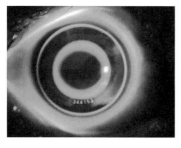
（1）定位良好

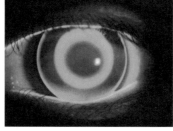
（2）水平偏位

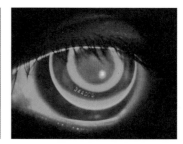
（3）垂直偏位

图 6-4-7　不同的镜片定位

1. 操作方法　嘱配戴者向下注视，用一次性荧光素钠染色试纸条蘸取适量无菌生理盐水，轻点上方球结膜，嘱配戴者反复瞬目，待泪液充分染色后观察各弧区染色的形态、范围，有无黏附、气泡、角膜染色等（图 6-4-8）。注意试纸条蘸取生理盐水的量，引入过多的液体可能影响镜片的稳定性，造成评估的假象（图 6-4-9）。

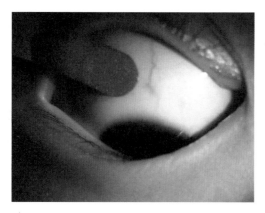
图 6-4-8　荧光素染色操作方法

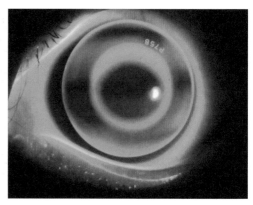
图 6-4-9　荧光素过多影响配适观察

2. 理想的染色显像（图 6-4-10）

（1）基弧（base curve，BC）区：与角膜轻度接触，为 3～5 mm 宽的黑色暗区，需要降低的度数越高、初始接触面积越小，随塑形效果的呈现会相应增大。

（2）反转弧（reverse curve，RC）区：完整封闭的 360° 环形规则绿色亮区，宽度 0.5～1.0 mm，需要降低的度数越高，初始环越宽，此环不应有或仅有小的气泡。

（3）定位弧（alignment curve，AC）区：为 360° 环形规则暗区或淡绿状态，宽度 1～1.5 mm，需要降低的度数越高，初始泪液

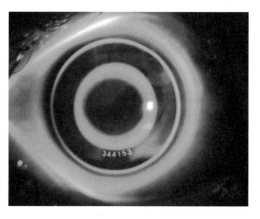
图 6-4-10　理想的静态配适

层越厚，染色越明显。

（4）周边弧（peripheral curve，PC）区：呈360°环形规则绿色亮区，宽度0.3～0.5 mm。

六、调整不合适的镜片

（一）配适过陡峭

1. 表现　镜片定位良好，瞬目时镜片可有跳跃感，活动度<1 mm；BC区较小，BC与RC区边界模糊，RC区较宽，可有较大气泡且不易排出，RC与AC区边界锐利，AC区极黑，PC区变窄甚至消失；镜下RC区荧光染色难以代谢，久戴眼部可有刺激症状；配后地形图定位良好或偏下，可有中央岛（图6-4-11）。

2. 处理　应观察镜片直径是否过大，直径合适的基础上首选放松AC区曲率0.25～0.50D，重新试戴直至满意。AC区常分为球面设计和非球面设计，球面设计的镜片中该弧区通常由AC_1和AC_2两个弧段组成，而非球面设计的镜片中该弧段是连续变化的。若配戴者e值过大，AC区的起始和末端不能同时匹配角膜，在BC、RC、AC_1区弧段合适的基础上，也可单独放平AC_2（非球面设计镜片可增加镜片e值）。

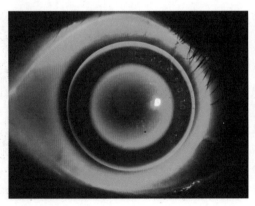
（1）中央矢高过高、镜下小气泡

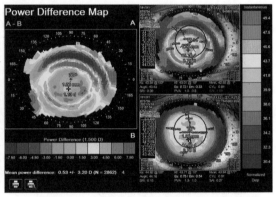
（2）配后地形图差异图显示下方偏位伴中央岛

图6-4-11　配适过陡峭

（二）配适过平坦

1. 表现　镜片定位不佳，瞬目时镜片稳定性差，活动度>2 mm；BC区较大较黑，与RC区边界清晰，RC区弧段不完整，可与AC区交通，PC区较宽、抬起过高；配后地形图上方偏位，或离焦环不完整（图6-4-12）。

2. 处理　应观察镜片直径是否过小，是否需要增加直径，直径合适的基础上可收紧AC弧区曲率0.25～0.50D，重新试戴直至满意。若配戴者e值过小，收紧后BC、RC、AC_1区弧段合适，AC_2过平坦、PC较宽也可单独收紧AC_2（非球面设计镜片可减少镜片e值）。

（三）散光角膜未使用环曲面设计镜片或环曲量不足

1. 表现　镜片垂直偏位或瞬目时镜片垂直方向稳定性差，活动度>2 mm；水平方向BC至PC区各弧段合适，边界清晰，垂直方向RC区弧段不完整，与AC、PC区交通，荧光逃逸；配后地形图垂直偏位或离焦环不完整（图6-4-13）。

2. 处理　结合角膜周边高度差使用环曲面设计镜片或增加环曲量。

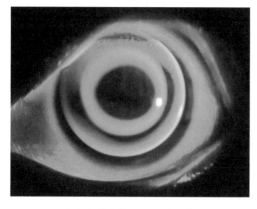 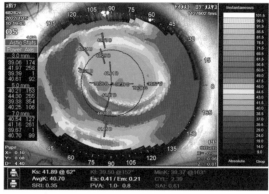

（1）上方定位、PC 过宽过高　　　　　　　　（2）配后地形图显示颞上偏位

图 6-4-12　配适过平坦

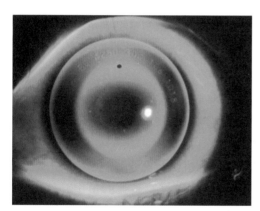 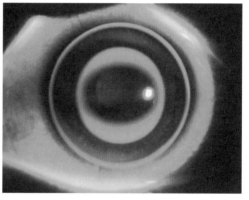

（1）配戴球面设计镜片　　　　　　　　　　　（2）配戴环曲面设计镜片

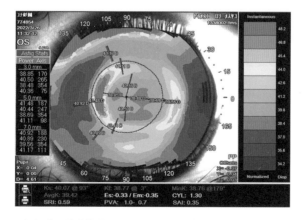

（3）球面设计镜片配后地形图显示垂直方向离焦环不完整

图 6-4-13　未使用环曲面镜片

七、确定镜片处方

常规订片处方应包括眼别 / 品牌系列 / 平坦定位弧曲率 / 降幅 / 基弧 / 镜片前表面光度 / 直径 / 陡峭定位弧曲率（或环曲量）/ 颜色。镜片前表面光度一般与过矫系数值相一致。一些需要特殊修正的参数应该另外备注清楚，例如镜片光学区大小、反转弧的宽度或深度、各定位弧的差值（球面设计）、镜片 e 值（非球面设计）、周边弧等。

举例：OD 某某品牌 42.50/–2.00/8.49/+0.75/10.6/Blue

由于角膜塑形镜同时具有控制近视发展和提高日间裸眼视力两个作用，对于不同的人群有不同的需求，因此订片处方也不尽相同。例如，成年配戴者为了获得良好的视力，可适当增加光学区直径和 Jesson Factor 来获得良好持久的视力，对于以控制近视发展为主要目的的儿童青少年，有研究表明更小的基弧区直径也许能获得更好的近视控制效果。

八、注意事项

1. 准确获取角膜参数，可综合参考多种仪器测量结果。

2. 试戴片需严格消毒，避免交叉感染。

3. 试戴评估时，在刚戴上试戴片时尽管泪液尚未稳定，但可用笔灯初步判断镜片的状态，如果明显不合适的镜片应该立即取下，尽量避免对配戴者的角膜刺激。

4. 镜片环曲量的选择还可以参考角膜散光，一般取角膜散光量的 1/3 ~ 2/3，但对中央型角膜散光，或有环曲指征、但角膜垂直方向 e 值较高的配戴者，建议首选常规片进行试戴。

5. 实际验配中，理想的配适较少见，轻度偏位、偏紧、偏松的配适，在不影响配戴者视觉、角膜健康的情况下，也是可以接受的。

6. 厂商实际生产镜片时，一般用平坦定位弧曲率计算镜片的基弧，即镜片基弧 = 平坦定位弧曲率 – 降幅 –Jesson Factor，所以当平坦定位弧曲率与角膜平坦 K 值不一致时，镜片的降幅与实际近视度数也不一致。当平坦定位弧曲率小于角膜平坦 K 值时，镜片降幅也需要相应降低（低于实际近视度数），以维持基弧的恒定。例如，角膜平坦 K 值 42.50D，近视度数 –2.50D，实际选择的镜片定位弧曲率 42.00D，则镜片降幅应为 –2.00D。

第五节 巩膜镜验配

一、适应证

1. 导致角膜不规则的角膜变性疾病，如圆锥角膜、边缘角膜透明变性、Cogan 营养不良、颗粒状角膜营养不良等。

2. 角膜术后，如角膜移植术、LASIK 术、放射状角膜切开术后等。

3. 一些眼表疾病的治疗，如眼干燥症、暴露性角膜炎、角结膜干燥症、角膜缘干细胞缺乏症、神经营养性角膜炎、移植物抗宿主病、Stevens-Johnson 综合征等。

4. 其他保守治疗无效，不愿接受手术者。

5. 正常的屈光不正，愿意接受巩膜镜作为屈光矫正方法者。

二、禁忌证

1. 小睑裂、深眼窝、手指不灵活等无法完成摘戴镜。

2. 角膜内皮细胞计数低（<800 个 /mm²）。

3. 依从性差、卫生习惯不佳，不能按照医嘱定期复诊，不能认真护理和更换镜片的配戴者。

三、验配前检查

（一）一般接触镜配前检查

一般接触镜配前检查包括眼健康检查和眼部生物学参数测量，详见本章第一节。

（二）测量巩膜矢高

目前主要的测量方法有眼前节全景仪（Pentacam）和大直径前节 OCT，具体测量方法如下。

1. 在 Pentacam 的 Scheimpflug 模式图像下选取 90° 垂直和 180° 水平方位，作与虹膜平行、两端与角巩膜缘相交且长度为 13.50 mm 的弦，再以角膜前表面为顶点，作垂直于该弦的线段，该线段长度即为巩膜矢高（图 6-5-1）。

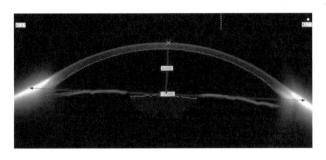

图 6-5-1　Pentacam 中测量巩膜矢高

2. 通过大直径前节 OCT 测量垂直和水平方位的巩膜矢高，图 6-5-2 显示水平方向 13.5 mm 弦长的巩膜矢高为 3 560 μm。

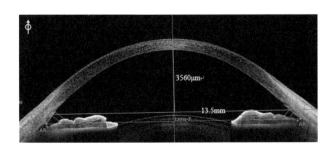

图 6-5-2　大直径前节 OCT 测量巩膜矢高

四、试戴片选择

巩膜镜是一种大直径硬性接触镜，镜片着陆在巩膜上，与角膜无接触，因此试戴片参数的选择与角膜形态没有直接关系，巩膜镜的松紧一般通过镜片的矢高来表示。不同品牌的巩膜镜设计上略有差异，首先了解镜片的参数组成及设计，再根据厂商的验配指导手册来选择首片试戴片，在此基础之上结合配戴者的眼部实际情况修正镜片参数。一般从镜片类型、直径、环曲量和矢高等几个方面选择巩膜镜试戴片。

1. 选择镜片类型 有些品牌镜片会根据角膜大体形态设计不同类型的巩膜镜，如某品牌巩膜镜分别为圆锥角膜、等扩张性角膜、正常角膜或角膜屈光手术术后一类角膜设计两种不同类型镜片。

2. 确定镜片直径 镜片的直径和角膜直径相关，镜片直径至少超出角膜缘 2 mm，角膜直径越大，巩膜镜的直径越大，角膜直径 < 12 mm 可选择小直径的巩膜镜如 14.5 mm，角膜直径 > 12 mm 则选择直径更大的巩膜镜如 16 mm，最终保证镜片与角膜及角膜缘不接触。

3. 确定环曲量 了解镜片的设计确定镜片着陆区的直径，再测量该直径垂直和水平方向的巩膜矢高，若垂直和水平方向测量矢高差 > 150 μm，可选择环曲面设计巩膜镜。

4. 选择镜片矢高 水平方向测量的巩膜矢高加上 200 μm 或 300 μm 得到首片试戴片的矢高。如试戴 14.5 mm 直径试戴片，测量直径 13.5 mm 处的巩膜矢高，然后再加上 200 μm，根据得到的矢高选择首片试戴片。示例：角膜直径 11.5 mm，水平方向巩膜弦长 13.5 mm 的矢高为 3 560 μm，3 560 + 200 = 3 760 μm，则选择直径 14.5 mm 矢高 3 800 μm 的巩膜镜试戴片进行试戴。

五、巩膜镜配适评估

（一）评估前准备

巩膜镜试戴片配戴前需要在镜片内填充一次性不含防腐剂的生理盐水，同时在生理盐水中加入荧光素钠染色剂，具体操作方法见后文"巩膜镜的摘戴"，便于使用裂隙灯显微镜评估镜下泪液分布及间隙。

（二）评估时机

巩膜镜着陆在巩膜上，随着戴镜时间的延长，镜片会发生沉降，导致镜片和巩膜的相对位置会发生一定的变化，一般戴镜 4 h 后镜片沉降完全。因此需要戴镜 20 min、戴镜 1 h、戴镜 2 h 和戴镜 4 h 分别重复步骤评估镜片配适。

（三）评估内容

1. 用裂隙灯显微镜弥散光在低至中倍率下观察镜片定位居中性（图 6-5-3），合适的巩膜镜镜片定位居中或稍偏下 1~2 mm，瞬目时镜片无活动。

2. 用裂隙灯显微镜弥散光在中倍率下观察镜片周边各方位着陆区血管压迫情况（图 6-5-4）；镜片周边无翘起，巩膜着陆区无明显血管压迫"变白"或"消失"（图 6-5-5）。

3. 用裂隙灯显微镜钴蓝光在中倍率下观察镜下泪液间隙分布情况（图 6-5-6），可通过窄裂隙参照镜片或角膜厚度大致判断中央区和角膜缘区镜下泪液间隙（图 6-5-7）。

4. 用前节 OCT 定量评估中央区和周边区镜下泪液间隙及观察镜片周边着陆区对巩膜

有无明显压迫（图 6-5-8）。前节 OCT 下中央区镜下泪液间隙为 200～250 μm，完全稳定后为 100～150 μm；周边区镜下泪液间隙为 120～150 μm，完全稳定后为 80～100 μm；镜片周边着陆区与巩膜无明显嵌顿（图 6-5-9）或翘起。过紧的镜片取下后会存在明显的巩

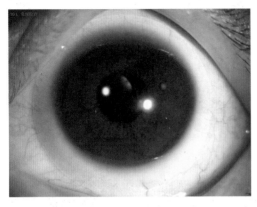 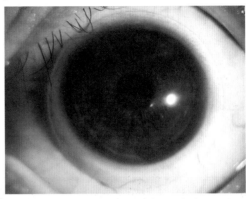

（1）镜片定位稍偏下可接受 　　　　　　（2）镜片定位偏下不可接受

图 6-5-3　裂隙灯显微镜下观察镜片定位

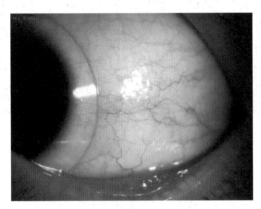 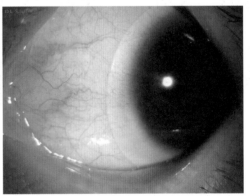

（1）颞侧镜片着陆区 　　　　　　（2）鼻侧镜片着陆区

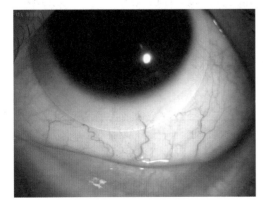 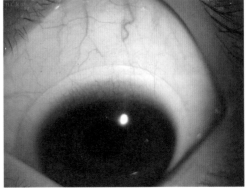

（3）下方镜片着陆区 　　　　　　（4）上方镜片着陆区

图 6-5-4　裂隙灯显微镜下观察各方位镜片着陆区血管无明显压迫

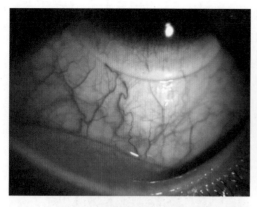

图 6-5-5　镜片着陆区血管压迫变白及血管 "消失"

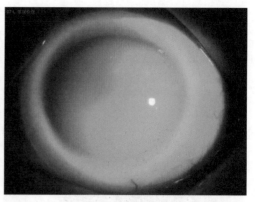

图 6-5-6　裂隙灯显微镜观察镜下泪液分布

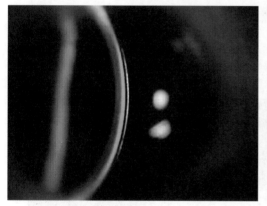

（1）窄裂隙参照镜下泪液厚度

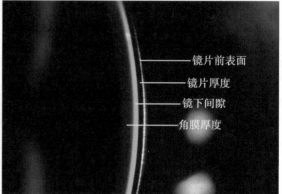

（2）镜片厚度 0.3 mm 镜下泪液厚度约 250 μm

图 6-5-7　裂隙灯下观察镜下泪液间隙

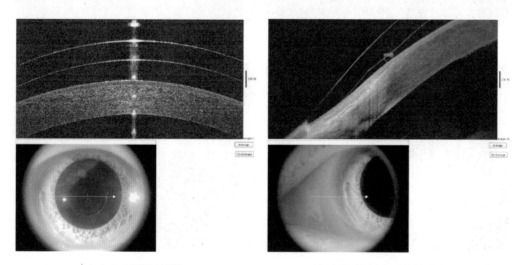

（1）中央区泪液间隙　　　　　　　　　　　　（2）周边泪液间隙及镜片着陆

图 6-5-8　前节 OCT 评估镜下泪液间隙和着陆区

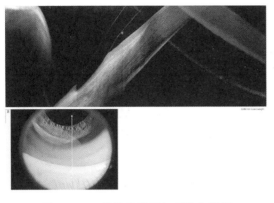

图 6-5-9 镜片着陆区与巩膜有嵌顿

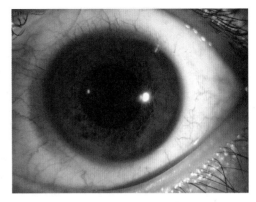

图 6-5-10 取镜后鼻侧球结膜处可见压痕

膜压痕（图 6-5-10）。

六、追加验光

选择好合适的巩膜镜镜片矢高，沉降稳定后，对配戴者进行戴镜验光，达到最佳矫正视力，记录追加验光度数并进行顶点屈光度换算，加上试戴片屈光度为最终巩膜镜订片屈光度。

七、处方确定

1. 局部参数调整　具体需要了解不同品牌巩膜镜参数调整的范围，一般巩膜镜的参数调整较智能化，可局部调整，如镜片中央、周边矢高合适，着陆区压迫血管提示镜片偏紧，可单独放平镜片着陆区；对于一些特殊眼表如角膜移植术后、翼状胬肉等巩膜镜可进行局部修改镜片参数、削边设计或非对称设计等。

2. 记录巩膜镜订片处方　见图 6-5-11。

患者姓名	眼别	试戴片矢高	光学区基弧/中心镜下泪液间隙CCZ	直径	球镜	柱镜	轴向	角巩膜缘区镜下泪波间隙LCZ	着陆区SLZ	是否角膜移植	是否环曲/局部调整	备注
	R											
	L											

图 6-5-11 巩膜镜订片处方表格

八、巩膜镜的摘戴

1. 将镜片清洗干净后用巩膜镜专用吸棒固定镜片（图 6-5-12），在镜片凹面加满不含防腐剂的生理盐水，在评估巩膜镜配适时为了便于观察镜下泪液分布情况，需要在生理盐水中加入荧光素钠染色剂，使镜片内填充液染色均匀（图 6-5-13）。

2. 嘱患者头部完全与桌子或者地面平行（图 6-5-14），固视前方，配戴者使用惯用手的食指和中指拖住镜片，或者使用巩膜镜专用吸棒吸住镜片。

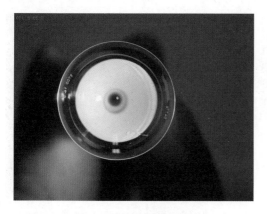

图 6-5-12　吸棒固定镜片

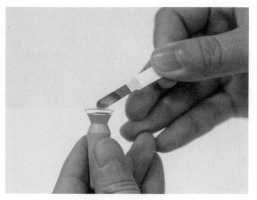

图 6-5-13　巩膜镜内填充生理盐水并点入荧
光素钠染色剂

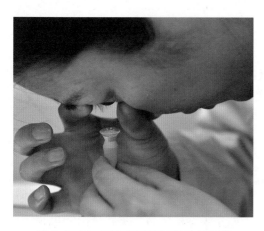

图 6-5-14　面部与地面平行准备戴镜

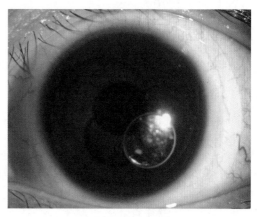

图 6-5-15　带入气泡的镜片

3. 另一只手的拇指和食指分别将配戴眼的上眼睑轻轻向上拉开并固定在眉弓处，下眼睑充分拉开，再将镜片平稳戴入，确保镜片完全贴附眼球再松开上下眼睑。注意在此过程中嘱患者不能转动眼球，避免气泡带入（图 6-5-15）。

4. 取镜有睑切法和吸棒法两种方式。嘱患者平视前方，一手食指紧贴下睑缘，用下睑固定镜片下边缘，同时用另一手食指提拉上眼睑，使上睑缘与镜片上边缘相切，再用上睑的睑缘推动镜片，使镜片边缘翘起，从而将镜片挤出（图 6-5-16）；或者直接用吸棒对准镜片下半部，然后将镜片取出（图 6-5-17）。切记吸棒不可直接对准镜片中央取镜（图 6-5-18），以免造成取镜困难或眼表损伤。操作取镜时胸部紧贴桌面，以免镜片掉落或损坏。

九、注意事项

1. 巩膜镜片上追加验光结果，如果有残留散光，巩膜镜可制作前表面环曲面镜片，但是配戴时要注意轴位方向标记，按正确的方位配戴镜片。值得注意的是，前表面顺规或斜轴散光的环曲面巩膜镜，往往会受眼睑的影响发生不同程度的旋转，如果镜片的设计不

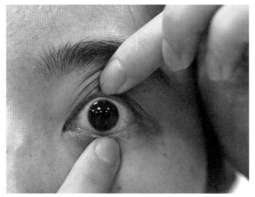

（1）固定睑缘　　　　　　　　　　（2）翘起镜片并挤出镜片

图 6-5-16　**睑切法取巩膜镜**

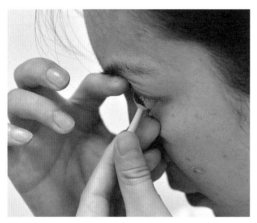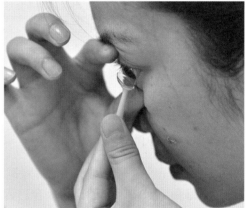

（1）吸棒对准镜片下方　　　　　　　　　（2）取出镜片

图 6-5-17　**吸棒法取巩膜镜**

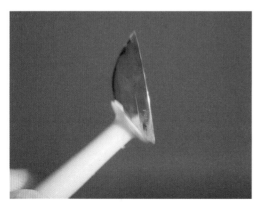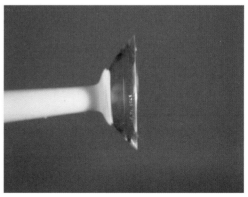

（1）吸棒对准镜片下方　　　　　　　　（2）吸棒对准镜片中央

图 6-5-18　**吸棒与巩膜镜的对应位置**

能解决该问题，可以使用等效球镜或辅助框架眼镜进行矫正。

2. 部分特殊患者如角膜移植术后或翼状胬肉患者需要镜片局部调整以满足最佳配适。

3. 由于巩膜镜配戴后基本没有泪液交换，建议使用一次性不含防腐剂的生理盐水，若有眼表疾病需要联合其他药物治疗，须遵医嘱。长期戴镜使用眼药水有可能会影响镜片材质，加速镜片老化。

4. 巩膜镜的使用寿命和护理流程同一般硬性接触镜，一般 1 ~ 1.5 年。长期不使用可以干放保存，再次配戴前需要使用硬性接触镜专用护理液洗净并充分浸泡湿润。

5. 不同需求的巩膜镜的理想矢高不一样，如圆锥角膜患者的镜片矢高一般会比角膜移植术后的镜片矢高高，但是圆锥角膜锥顶的镜下泪液间隙比角膜移植术后患者要低；严重眼干或角膜疾病的患者可以使用较高的镜下泪液间隙。总之，所有的巩膜镜配适完全沉降稳定后要保证镜片与角膜和角膜缘区不能接触。

6. 如果患者对于配戴舒适度要求较高，可以选择更大直径的巩膜镜。通常来说，巩膜镜直径越大，着陆区直径越大，配戴舒适度越高。

7. 巩膜镜初期配戴可从每日 2 h、4 h、6 h 开始逐渐增加配戴时间，配戴舒适的前提下，每天配戴时间不超过 16 h。

第六节　接触镜护理

一、接触镜护理用品

接触镜护理是通过一系列步骤，清除镜片的沉淀物、污染物，维持镜片清洁，进而延长镜片使用寿命、保持眼部健康的综合过程。接触镜护理用品包括用于镜片清洁、冲洗、消毒、除蛋白、储存等处理的用品，以及在护理过程中使用的镜盒、镊子、吸棒等辅助工具。

（一）护理用品

软性接触镜（以下简称软镜）和硬性接触镜（以下简称硬镜）的材料、结构及更换周期等不同，因此硬镜和软镜的护理系统也有所不同，如多功能护理液也分软性和硬性。临床常用的软镜、硬镜护理用品见图 6-6-1，图 6-6-2。

（二）护理辅助工具

接触镜护理常用辅助工具有镜盒、镊子、吸棒、软毛牙刷等。临床常用的软镜、硬镜护理辅助工具见图 6-6-3，图 6-6-4。

（三）相关注意事项

1. 自来水中含有大量的病原微生物（如棘阿米巴原虫），因此杜绝使用自来水或用沾有自来水的手直接接触镜片。临床一般建议使用无菌生理盐水冲洗镜片。

2. 一般日抛型、月抛型软镜，用软镜专用多功能护理液进行日常护理即可，无须每周除蛋白；更换周期在 3 个月及以上的软镜，则需护理液日常护理联合每周除蛋白。而硬镜的更换周期均在 1 ~ 1.5 年，因此需定期除蛋白。注意镜片经过除蛋白护理后，需再次充分清洁、冲洗并浸泡消毒后才能使用。

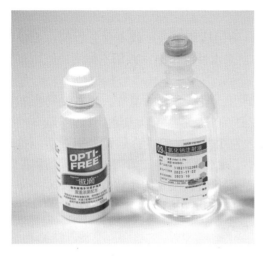

图 6-6-1　**软镜护理用品**

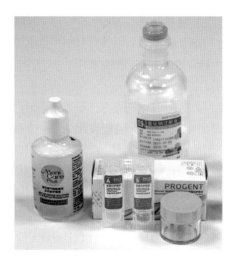

图 6-6-2　**硬镜护理用品**

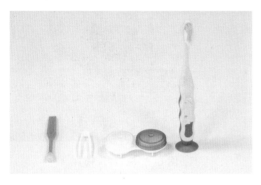

图 6-6-3　**软镜护理辅助工具**

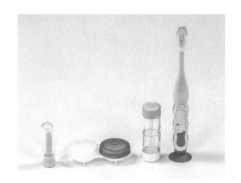

图 6-6-4　**硬镜护理辅助工具**

3. 镜盒尤其是螺旋口的部位受污染的概率较高，建议定期使用软毛牙刷、去污剂、生理盐水清洁镜盒并晾干，也可以通过热水煮沸或微波加热的形式定期消毒镜盒。建议每个月更换一次镜盒。

4. 多功能护理液集清洁、冲洗、消毒、除蛋白、储存等多重功能于一体，有效减少了护理用品的种类，简化了护理过程，是目前临床最常用的接触镜护理用品。但是少部分过敏体质或不适用多功能护理液的配戴者，可考虑使用过氧化氢护理液。

5. 过氧化氢护理液不含防腐剂，而且对少数病原微生物有更好的灭活效果，可有效降低配戴者的过敏及毒性反应。但是未充分中和的过氧化氢护理液可诱发严重的角结膜并发症，因此建议使用过氧化氢护理镜片的配戴者严格遵循产品使用说明书进行护理。

二、软镜的摘戴及护理

软镜护理的基本步骤包括清洁、冲洗、消毒及储存。

（一）操作前准备

操作前准备好软镜、软镜专用多功能护理液、无菌生理盐水、湿润液、抗菌皂液、不掉屑的纸巾、镜子、指甲刀、镜盒、软毛牙刷等物品。

（二）操作步骤

1. 清洁双手　首先剪短指甲并磨平，接着使用抗菌皂液（或不含芳香剂、无护肤性质的中性肥皂）充分清洗双手，然后用流动的自来水冲洗干净，并用不掉屑的纸巾彻底擦干双手。

2. 取镜　玻璃瓶装的镜片，摇匀后直接倒出；塑料盒装的镜片，用右手拇指和食指轻轻捏出（或用镊子轻轻夹出），并检查镜片是否完好无损，有无变色、沉淀等。

3. 清洁、冲洗镜片　将镜片凹面向上放入左手掌心，滴少许软镜专用多功能护理液浸没镜片，并用右手环指的指腹放射状揉搓。可将该面分为 4 "瓣"，一 "瓣" 揉搓 5 次，一面揉搓约 20 次。接着用右手拇指和食指将镜片翻面，按相同步骤揉搓（图 6-6-5）。

最后左手食指和中指托住镜片，用生理盐水或多功能护理液充分冲洗镜片，冲洗的同时用左手拇指轻轻揉搓，以确保清洗干净（图 6-6-6）。

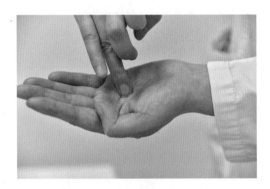
图 6-6-5　清洁镜片

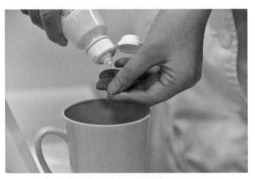
图 6-6-6　冲洗镜片

4. 戴入镜片

（1）辨别正反：戴入镜片前需仔细辨别镜片的正反，以防戴错引起配戴者视力及舒适度下降。将软镜凹面向上放在食指指尖，从侧面观察镜片的边缘，若是正面（与角膜直接接触的一面）向上，则边缘略 "内收" 成碗状（图 6-6-7）；若是反面向上，则边缘略 "外扩" 成碟状（图 6-6-8）。

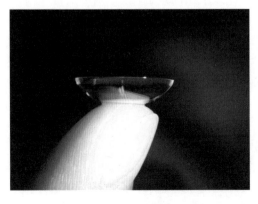
图 6-6-7　软镜的正面（碗）

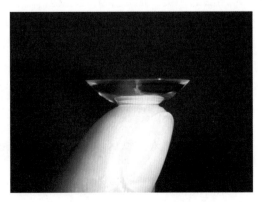
图 6-6-8　软镜的反面（碟）

（2）配戴者取坐位：配戴者面向镜子并调整镜子角度，便于摘戴。建议在桌面平铺不掉屑的纸巾，以防镜片不慎掉落。

（3）拉开眼睑：滴一滴湿润液入结膜囊，并充分眨眼，使其均匀涂布。将镜片凹面向上，放置在右手食指指尖。左手中指沿上眼睑中央处睫毛根部拉开上睑，并固定在眉弓处；右手中指沿下眼睑中央处睫毛根部拉开下睑并固定，充分暴露角膜（图6-6-9）。

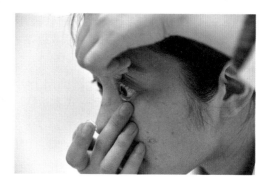

图6-6-9 拉开眼睑

（4）戴镜：右手食指将镜片缓慢戴到角膜表面，依次放开固定眼睑的双手，然后轻轻闭眼，可按摩眼睑或上下左右转动眼球，辅助镜片定位。建议先放下睑再放上睑，镜片相对不容易被眨出（图6-6-10）。

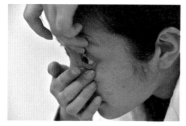 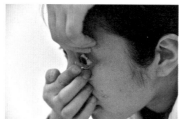 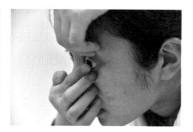

图6-6-10 戴镜

5. 摘取镜片 滴一滴湿润液入结膜囊并眨眼。首先双手中指自眼睑中央处睫毛根部拉开眼睑，接着眼睛向鼻侧看，用右手食指轻轻将镜片拖动至颞侧巩膜，最后拇指和食指将镜片取出。注意不要直接从角膜上捏出镜片，以免损伤角膜（图6-6-11）。

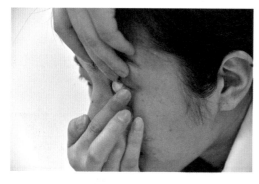 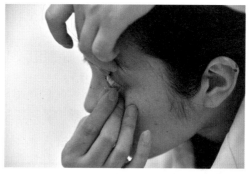

图6-6-11 取镜

6. 清洁、冲洗镜片 同步骤3。

7. 浸泡、消毒镜片 清洗镜片后，将左、右眼镜片分别置于镜盒内，依次注入软镜专用多功能护理液，一般需浸泡4 h以上。若使用过氧化氢护理液消毒镜片，则至少需浸泡6 h或过夜。

8. 除蛋白 更换周期较长的软镜每周需要用蛋白酶片进行除蛋白护理，但是随着短周期抛弃型软镜的广泛应用，以及软镜专用多功能护理液中已经加入了除蛋白成分，目前市场上蛋白酶片越来越少。

9. 存储镜片 双眼镜片凹面向上分开放置于镜盒底部，并用软镜专用多功能护理液充分浸泡镜片，以维持其水合状态。

（三）相关注意事项

1. 配戴镜片时，不要用力揉眼，以防镜片偏位、丢失或损伤角膜等。

2. 配戴者需严格把握戴镜时长，切忌戴镜时间过长、戴镜过夜等。

3. 对于需要化妆的配戴者，建议先戴镜再化妆，先取镜再卸妆，尽量降低化妆品污染镜片的程度。频繁化妆尤其是眼妆者，建议使用日抛型软镜。

4. 若配戴者对当前使用的护理系统不满意或不适应，需要和医师充分沟通并在医师的建议下更换。

三、硬镜的摘戴及护理

硬镜的护理步骤和软镜基本一致，细节上略有不同。此外，硬镜摘戴、护理不当更容易造成镜片划痕和角膜损伤，因此配戴者教育格外重要。

（一）操作前准备

操作前准备好硬镜、硬镜专用多功能护理液、蛋白清洁剂、无菌生理盐水、抗菌皂液、不掉毛屑的纸巾、吸棒、镜盒、放大镜、镜子、指甲刀等物品。

（二）操作步骤

1. 清洁双手 同软镜的摘戴及护理。

2. 取镜 使用吸棒从镜盒中吸出镜片，并用放大镜检查镜片是否完好无损，有无变色、沉淀等。

3. 清洁、冲洗镜片 将镜片凹面向上放入左手掌心，滴少许硬镜专用多功能护理液浸过镜片，并用右手无名指指腹放射状揉搓镜片。将凹面分为4"瓣"，一"瓣"揉搓5次，一面揉搓约20次。接着用右手拇指和食指将镜片翻面，凸面向上，按相同步骤揉搓（图6-6-12）。

左手食指和中指托住镜片，右手用生理盐水冲洗镜片，冲洗的同时用左手拇指轻轻揉搓，以确保清洗干净（图6-6-13）。

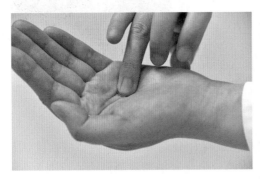

图 6-6-12 清洁镜片

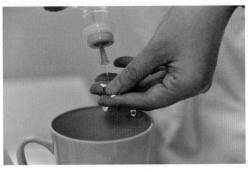

图 6-6-13 冲洗镜片

4. 戴入镜片

（1）配戴者取坐位：同软镜的摘戴及护理。

（2）拉开眼睑：同软镜的摘戴及护理。

（3）戴镜：滴一滴湿润液于镜片凹面，右手食指将镜片慢慢戴到角膜表面，然后依次放开固定眼睑的双手，并轻轻闭眼。一般先放下睑再放上睑（图6-6-14）。

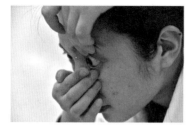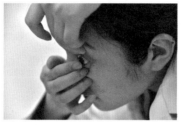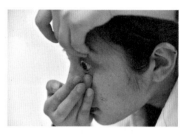

图 6-6-14　戴镜

5. 摘取镜片　滴一滴湿润液入眼并充分眨眼，使湿润液浸到镜片下方，方便取出。硬镜的取出有挤压法和吸棒法两种方法，具体采用哪一种视配戴者的睑裂高度、眼睑张力及操作熟练程度而定，具体方法如下。

（1）挤压法：右手食指或中指通过下睑轻轻按住镜片，左手食指或中指通过上睑接触镜片上缘，并轻轻向外挤，镜片与角膜中间产生空隙后即可轻松取出镜片（图6-6-15）。

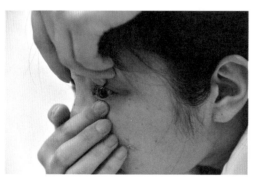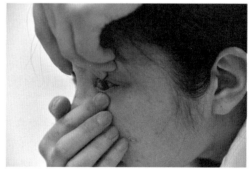

图 6-6-15　挤压法取镜

（2）吸棒法：清洁并冲洗吸棒，右手拇指和食指捏住吸棒，双手中指分别自眼睑中央处睫毛根部拉开眼睑，充分暴露镜片。吸棒贴在镜片旁中央位置，缓慢向外吸出（图6-6-16）。

6. 清洁、冲洗镜片　同步骤3。

7. 浸泡、消毒镜片　清洗镜片后，将镜片按照眼别分别置于镜盒内，依次注入硬镜专用多功能护理液，浸泡镜片4 h以上。若使用过氧化氢护理系统消毒镜片，则至少需在过氧化氢杯中浸泡6 h。

8. 除蛋白　介绍应用较多的 Progent AB 除蛋白液的使用方法。将 A 液、B 液分别

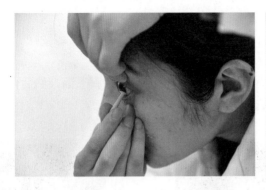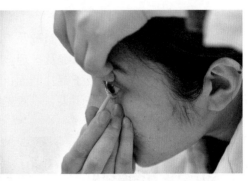

图 6-6-16 **吸棒法取镜**

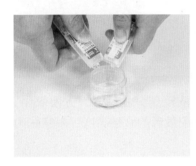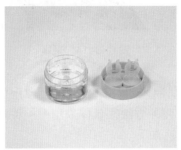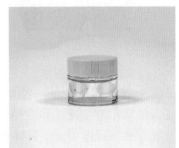

图 6-6-17 **除蛋白**

注入除蛋白镜盒内，将左、右眼镜片依次置入镜片夹内，然后置入混合的 AB 液中反应 0.5 h。反应结束后取出镜片，再次清洁并冲洗，最后将镜片置入硬镜专用多功能护理液中浸泡消毒至少 4 h（图 6-6-17）。

9. 存储镜片 双眼镜片分开放置，凹面向上置于镜盒底部，在镜盒内倒入镜盒 2/3 容量的硬镜专用多功能护理液，需保证镜片浸入护理液中。

（三）相关注意事项

1. 正常配戴情况下，需每日更换镜盒中的护理液；若停戴镜片，需充分清洁消毒镜片后 2～3 天更换 1 次护理液或晾干保存（镜片生产商有特殊保存说明的除外）。

2. 蛋白质等沉淀物容易堆积于角膜塑形镜反转弧区，因此清洗时需格外仔细。

3. 常规硬镜多功能护理液不能入眼，配戴者需要用生理盐水彻底冲洗镜片上残留的护理液方可戴入；软镜多功能护理液虽然可以入眼，但是建议配戴者用生理盐水充分冲洗镜片后再戴，以尽可能降低护理液中防腐剂对眼部的毒性作用。

4. 若发现镜片偏位，可嘱配戴者眼睛向镜片所在位置相反方向转动，充分暴露镜片，手指通过眼睑边缘固定镜片，再嘱配戴者眼睛向镜片方向转动，即可使镜片复位。

四、硬镜的检查

为提高戴镜安全性，医师需定期检查配戴者镜片的完整性、清洁度，以及对接触镜护理工具（如镜盒、吸棒）进行常规检查。检查报告见表 6-6-1。

表 6-6-1 接触镜及护理工具常规检查报告

项目	右眼	左眼
镜片完整性	完好 中央 / 边缘：缺损 / 裂痕 划痕：内表面（浅 / 深） 外表面（浅 / 深）	完好 中央 / 边缘：缺损 / 裂痕 划痕：内表面（浅 / 深） 外表面（浅 / 深）
镜片清洁度	洁净 沉淀物（蛋白质 / 脂质 / 胶胨块 / 无机盐）	洁净 沉淀物（蛋白质 / 脂质 / 胶胨块 / 无机盐）
护理工具	镜盒：清洁 / 不清洁 吸棒：清洁 / 不清洁	镜盒：清洁 / 不清洁 吸棒：清洁 / 不清洁

（一）镜片的完整性

定期检查镜片是否完好，镜片有无缺损、裂痕，镜片内外表面有无划痕，以及划痕深浅等。下附典型的镜片划痕（图 6-6-18）、擦痕（图 6-6-19）、裂痕（图 6-6-20）、缺损图片（图 6-6-21）。

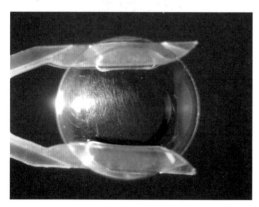

图 6-6-18 镜片划痕

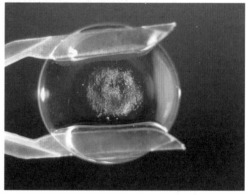

图 6-6-19 镜片擦痕

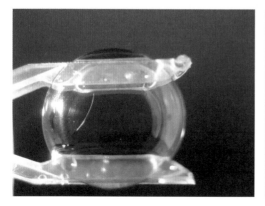

图 6-6-20 镜片裂痕

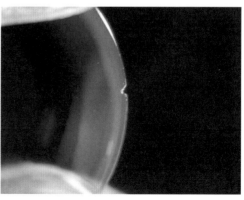

图 6-6-21 镜片缺损

（二）镜片的清洁度

定期检查镜片是否清洁，镜片内外表面有无蛋白质、脂质、胶脒块、无机盐等沉淀物。

1. 蛋白质沉淀

（1）形成原因：泪液中的蛋白质易附着于镜片表面形成沉淀。随着附着时间延长，这些沉淀吸附得更加牢固并发生变性。一旦发生蛋白变性，常规的镜片护理操作很难将其除去。

（2）裂隙灯下表现：白色、半透明的薄膜或硬块；严重时，镜片呈"有霜的玻璃状"（图6-6-22）。

（3）处理：每日用含除蛋白成分的护理液彻底地揉搓冲洗镜片，定期进行除蛋白护理，及时更换镜片，换用更换周期短的镜片。

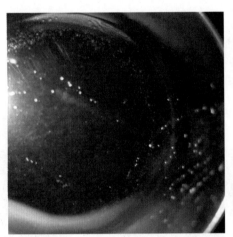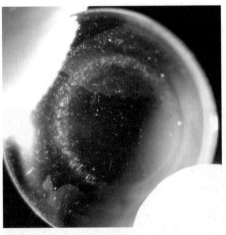

图 6-6-22　蛋白质沉淀

2. 脂质沉淀

（1）形成原因：配戴者泪液中脂质成分较高、镜片材料或所使用护理系统的吸脂性质，都会导致脂质沉淀。

（2）裂隙灯下表现：油腻、光滑和闪光的薄膜，大多情况下不完整（图6-6-23）。

（3）处理：每日用含表面活性剂成分的护理液彻底地揉搓冲洗镜片，及时更换镜片，换用更换周期短的镜片。

3. 胶脒块

（1）形成原因：配戴者泪液中脂质、钙盐成分较高及高含水量、更换周期长的镜片均容易产生胶脒块。

（2）裂隙灯下表现：隆起、半透明的像桑葚样的沉淀物。

（3）处理：及时更换镜片，换用更换周期短的镜片。

4. 无机盐

（1）形成原因：由泪液中不溶性的钙盐沉积而成。

（2）裂隙灯下表现：表面粗糙的白色晶状斑点，可大可小，常和蛋白质膜一同出现。

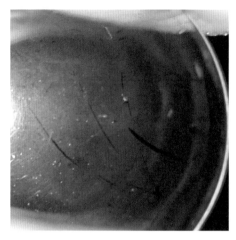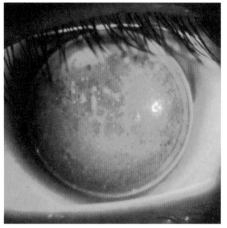

图 6-6-23　脂质沉淀

（3）处理：热消毒，定期除蛋白，及时更换镜片，换用更换周期短的镜片。

（三）接触镜护理工具的检查

污染物可通过接触镜护理工具传播到镜片，进而感染眼睛。因此，为了避免污染，需定期清洗、消毒接触镜护理工具，并检查其清洁程度。下附典型的镜盒清洁不佳的图片（图 6-6-24）。

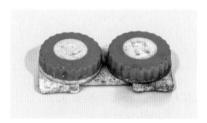

图 6-6-24　镜盒清洁不佳

第七节　接触镜配戴者教育及复诊随访

一、配戴者教育

接触镜配戴者宣教的内容不仅包括如何摘戴和护理镜片，还应该强调复诊随访的重要性，告知配戴者复诊的时间、内容及需要携带的物品等，以取得配戴者的理解和配合。

二、复诊随访

（一）随访准备

复诊需携带门诊病历或接触镜随访记录本、镜片、附属品（镜盒、吸棒、镊子等）。

（二）随访时间

1. 软性接触镜建议复诊时间　配戴后 1 周、1 个月、3 个月，以后每 6 个月复诊。

2. 硬性接触镜建议复诊时间 配戴后 1 周、1 个月、3 个月，以后每 3 个月复诊。

3. 角膜塑形镜建议复诊时间 配戴后 1 天、1 周、2 周、1 个月、3 个月，以后每 2 ~ 3 个月复诊。

（三）随访项目

1. 问诊 戴镜感受、戴镜时长、镜片摘戴及护理依从情况。

2. 视力 软镜和硬镜需检查戴镜视力，角膜塑形镜一般检查摘镜后裸眼视力，视力不佳时需戴镜在位追加验光。

3. 眼表健康状况 检查内容同配前眼表检查，对于配前已有的阳性体征需要重点关注其变化，如倒睫、眼睑闭合不全等。

4. 镜片及附属品检查 镜片完整性、清洁度，镜盒和吸棒的清洁度（详见本章第六节）。

5. 镜片配适 评估镜片动、静态配适。

6. 辅助检查

（1）角膜地形图：软镜和硬镜常规复诊不需要检查角膜地形图，角膜塑形镜常规复诊均应做角膜地形图以观察配后镜片定位和角膜塑形情况。

（2）眼轴：一般用于角膜塑形镜配后，监测近视进展情况。

（3）角膜内皮细胞：一般每半年检查一次。

（4）眼压。

（5）按需补充其他相关检查。

 思考题

1. 如何判断球形硬性接触镜矫正散光的效果？

2. 角膜塑形镜配适评估的方法有哪些？

3. 硬性接触镜护理不当会导致什么问题？

第七章

常见眼病手术检查流程

学习目标

1. 掌握白内障手术术前眼部检查项目，熟悉全身检查项目，了解特殊类型白内障术前检查注意事项。

2. 掌握屈光手术术前主要检查项目及检查意义，熟悉术前一般检查，了解特殊检查。

3. 掌握斜视术前眼肌专科检查，熟悉常规眼部检查。

常见眼病相关术前检查流程对于规范疾病治疗前、后检查项目的选择，明确疾病诊断和病程进展，最佳治疗方案的选择和术后良好视功能的恢复具有重要的临床意义。本章将详细介绍白内障手术、屈光手术和斜视手术术前常规检查流程。

 ## 第一节　白内障手术术前常规检查流程

一、病史询问

（一）一般信息

一般信息包括被检者姓名、年龄、出生地、民族、婚姻、职业等。若病史陈述者不是被检者本人，还需询问陈述者与被检者之间的关系。

（二）主诉

询问此次就诊的主要原因及持续时间。

（三）现病史

1. 询问与本次发病相关的病因、诱因等。

2. 询问主要症状出现的部位、性质、持续的时间和程度、加重或缓解因素。

3. 病程中主要症状的变化情况。

4. 询问是否同时出现相关伴随症状、与主要症状的相关性。对于儿童或青少年被检者，需重点询问是否伴随全身其他系统与部位的生长发育异常，包括智力低下、佝偻病等。

5. 病程中所接受的检查和诊疗经过，包括检查方法、时间、结果、诊断名称、治疗方法、效果和不良反应等。

6. 发病以来被检者精神状况、体力状态、生活习惯、食欲、睡眠、体重变化、大小便等情况。

（四）既往史

询问既往健康状况、疾病史、传染病史、预防接种病史、手术外伤史、输血史、药物（食物）过敏史、居住及生活地区主要传染病和地方病史。

（五）个人史

1. 询问被检者相关社会经历，包括出生地、居留地、居留时间等。

2. 询问有无相关毒物接触情况及时间。

3. 被检者卫生习惯、烟酒嗜好和摄入量。

4. 有无其他异嗜物、麻醉药品、毒品接触史。

5. 冶游史。

6. 月经、生育史。记录月经周期和经期天数、末次月经日期、闭经日期、绝经年龄。妊娠和分娩情况，配偶健康状况等。

7. 家族史。父母、兄弟姐妹和子女健康与疾病情况，有无遗传病及相关疾病等。

8. 对于儿童或青少年被检者，需询问患儿家长是否存在妊娠期营养代谢失调、药物中毒、妊娠早期病毒感染及放射线照射、早产或宫内缺氧史、吸氧史等。

（六）注意事项

1. 记录特殊药物使用情况。抗凝药如华法林、阿司匹林等，或血管紧张素转换酶抑制剂等降压药物，可能导致术中及术后并发症出现，术前建议咨询相关科室后酌情停用或使用替代药物。

2. 被检者体位。佝偻病、强直性脊柱炎、心力衰竭等被检者存在强迫体位会影响术中操作。儿童或青少年被检者需检查身体其他部位有无异常、畸形，若合并其他系统畸形，必要时可行染色体检查，判断是否为染色体异常相关疾病。

3. 被检者有无咳嗽、哮喘或严重便秘，若有会影响术中操作及术后预后。

二、全身检查

1. 生命体征　包括血压、脉搏、呼吸、心率等，明确被检者有无严重心脑血管疾病等手术禁忌证。

2. 血常规　重点关注白细胞、中性粒细胞、血小板等指标。判断被检者体内有无活动性感染、贫血或凝血异常相关疾病等。

3. 尿常规　判断被检者有无肾疾病、泌尿系统感染和糖尿病。尿蛋白阳性者，需行肾功能检查，明确肾功能情况。

4. 肝肾功能、电解质　主要用于判断被检者肝功能、肾功能、电解质、血脂、血糖、尿酸等指标是否影响手术治疗。糖尿病被检者需空腹血糖 < 8.3 mmol/L，糖化血红蛋白 < 8%。

5. 凝血常规　判断被检者有无出凝血时间延长、纤维蛋白原下降等情况，有无术中、术后出血风险。

6. 血液免疫学　判断被检者有无肝炎、梅毒、艾滋病等，加强术中防护措施。

7. 心电图　判断被检者的心脏功能情况。明确被检者有无心脏病或心肌缺血等情况。

8. X 线 /CT 胸部 X 线 /CT 检查判断被检者有无胸部炎症、占位性疾病或心脏病等情况。对于出现晶状体位置异常或先天性白内障被检者，需行腰椎 CT 检查判断是否合并骨骼发育异常。眼眶 CT 检查明确是否有眼内异物及异物位置以决定手术方式。

9. 新型冠状病毒核酸检测 判断被检者有无感染新型冠状病毒。

10. 心脏彩色多普勒检查 对于年龄超过 75 岁的老年被检者或合并先天性心脏疾病的被检者，需行心脏彩色多普勒检查评估心功能，是否伴随心功能异常、心脏卵圆孔闭合不全或不闭合、动脉瘤或主动脉狭窄等。

11. 对于儿童或青少年被检者，必要时需检查尿酮体、尿苯丙酮酸、半乳糖 –1– 磷酸尿苷转移酶、半乳糖激酶等指标是否有异常。

三、眼部检查

眼部检查主要有以下 3 个方面。

（一）眼部常规检查

1. 视力 包括被检者裸眼视力（远、中和近视力），对伴有屈光不正的被检者，需同时检查矫正视力。对于矫正视力低于 0.5 或现有视力不能满足被检者工作和生活对视觉质量需要的被检者，即可行白内障手术治疗。视力 < 0.1 的被检者，需增加测定光定位和色觉检查。不同年龄阶段婴幼儿需采用不同的检查方法（详见第一章第一节）。

2. 眼压 被检者术眼眼压测定应当在正常范围，即 1.33 ~ 2.79 kPa（10 ~ 21 mmHg）。如眼压临界值或超过正常范围需考虑是否合并青光眼，应用压平式眼压计测量眼压和角膜厚度，并作为复杂病例考虑（详见第一章第四节）。

3. 泪道冲洗 了解双眼泪道是否通畅，有无黏液脓性分泌物溢出，有无狭窄、堵塞及其部位。如果被检者任何一眼合并慢性泪囊炎，则须治愈后方可行白内障手术。

4. 裂隙灯检查（详见第一章第二节）

（1）眼睑：明确眼睑及睑缘有无活动性炎症反应、睑板腺开口有无堵塞等。

（2）泪器：检查泪点有无外翻、闭塞、红肿、压痛或瘘管。

（3）结膜：检查有无出血、水肿、异物、翼状胬肉，结膜囊形态、深浅、有无分泌物等情况。

（4）角膜：重点观察有无角膜浸润灶、溃疡灶、瘢痕、KP、角膜变性、圆锥角膜等影响术后视力恢复的角膜病变。

（5）前房：观察前房深度、有无房闪或游离细胞、有无前房积血或积脓等。青光眼或晶状体位置异常的被检者，需增加房角镜、超声生物显微镜（ultrasound biomicroscopy，UBM）、晶状体厚度等检查，明确房角开放状态和晶状体位置。

（6）瞳孔和虹膜：重点关注瞳孔大小、形态、对光反射，虹膜是否存在异色、表面新生血管、萎缩、震颤或脱色素等改变。

（7）晶状体：分别观察未散大瞳孔及充分散大瞳孔后晶状体前囊膜是否完整，有无钙化斑、色素及异物，晶状体混浊程度、核硬度、位置及有无震颤。

（8）眼底检查：术前应详细检查眼后节情况，包括玻璃体和视网膜，对术后视功能恢复的准确预测具有重要作用（详见第一章第三节）。

1）玻璃体：是否混浊，混浊物形态，是否有浮游细胞或色素漂浮，有无玻璃体脱出、玻璃体积血等。

2）视网膜：包含黄斑、视神经和视网膜。如怀疑有黄斑部病变、视神经病变、高度近视眼底改变或视网膜色素变性等严重眼底疾病，提示白内障手术预后差，应当在手术前向被检者或其家属说明。对于可窥清眼底且合并 3 期以上糖尿病视网膜病变的被检者，术前先行 FFA 检查，明确眼底病变分期，以决定是否先行视网膜光凝，必要时需眼底病科会诊后进一步治疗。

5. 眼部 B 超检查　检查范围包括晶状体后囊膜、玻璃体、视网膜、脉络膜和视神经等。尤其是晶状体混浊导致无法窥见眼底的被检者，为术前发现晶状体脱位、玻璃体混浊、视网膜脱离、玻璃体积血、糖尿病视网膜病变或高度近视性视网膜病变等疾病提供客观诊断依据（详见第二章第四节）。

6. 角膜内皮检查　白内障手术术前通过角膜内皮镜观察角膜内皮细胞的大小、形态、数量和平均面积，了解角膜内皮细胞的"愈合储备"状况，以指导术式选择、预测术后疗效、减少相关手术并发症。若角膜内皮细胞 < 1 000 个 /mm^2，应慎重选择白内障手术方式，避免术后发生角膜内皮失代偿（详见第二章第三节）。

7. 眼后节 OCT　主要显示黄斑及视盘形态特征、视网膜层间结构、视网膜及其神经纤维层厚度变化等。白内障手术术前行眼后节 OCT 检查有利于术前及时发现可能存在的眼底病变、预估术后视力、并进行相应手术设计（详见第二章第六节）。

（二）眼部特殊检查

1. 泪膜检查　泪膜质量对白内障手术术前角膜形态测量及术后视觉质量评估有直接影响。泪膜异常极大地影响角膜地形图的检测，可导致检测结果不准确。此外，泪膜质量严重下降可能导致被检者白内障手术术后眼表不适感加重、视觉质量下降等。

目前临床主要通过眼表综合分析仪进行泪膜检查，用于记录泪膜破裂时间、泪河高度、睑板腺观察和泪膜脂质情况，预估术后视觉质量。对泪膜质量不健康且影响眼生物学测量和人工晶状体（intraocular lens，IOL）计算者，可在检查前适当使用人工泪液以增加检查结果的准确性。此外，严重眼表功能异常的被检者，建议先治疗眼表疾病，待病情好转后再行白内障手术术前相关检查。

2. 对比敏感度　可用于评价早期白内障被检者的视功能、术后视功能改善程度和晶状体后囊膜对人工晶状体眼视功能的影响等。对比敏感度检查方法包括图标检查、正弦波条纹检查法、对比度视力表等。

3. 波前像差　是影响白内障手术术后视网膜成像质量的重要因素。临床目前主要通过波前像差仪进行检查（详见第二章第十节）。

4. 角膜散光　角膜散光的检测和计算结果，在白内障手术前进行 IOL 选择、计算和术后视力恢复等方面具有重要的临床意义。检测角膜散光的仪器主要分为只能检测角膜前表面的仪器及可检测角膜前、后表面的仪器（详见第二章第六、八节）。

（1）只能检测角膜前表面的仪器：包括手动角膜曲率计、自动验光仪和 IOL Master 500 等。

（2）可检测角膜前、后表面的仪器：包括眼前节全景仪、波前像差仪和 IOL Master 700 等。

5. Kappa 角　是评估白内障手术后人工晶状体居中性和是否植入多焦点人工晶状体的

重要指标，偏心可能导致散光矫正型 IOL 术后散光矫正效率下降，多焦点 IOL 植入术后出现光晕、眩光等光学干扰现象。Kappa 角 > 0.3 mm 时，被检者会因瞳孔偏心较大导致视觉质量下降，不建议选择多焦点人工晶状体。Kappa 角测量方法包括角膜映光法、裂隙灯法、同视机、波前像差仪、iTrace 等（详见第四章第一节）。

　　6. 瞳孔的大小、位置和形态　与白内障手术后视觉质量密切相关，白内障手术前应根据瞳孔大小、位置和形态个性化选择人工晶状体，避免因忽略瞳孔变化而导致白内障手术后视觉质量下降。白内障手术前主要通过眼前节全景仪测量瞳孔直径（详见第二章第八节）（图 7-1-1），波前像差仪测量日间瞳孔和夜间瞳孔直径（详见第二章第十节）（图 7-1-2）。

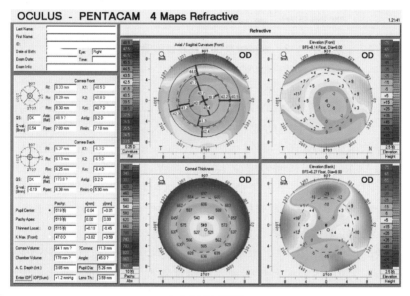

（1）屈光四联图

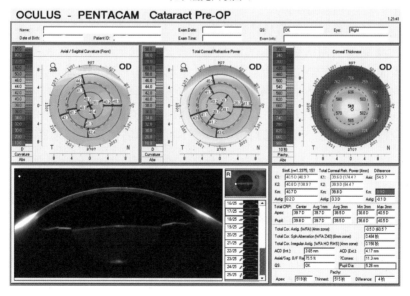

（2）白内障手术术前信息图

图 7-1-1　眼前节全景仪的瞳孔直径测量结果示意图

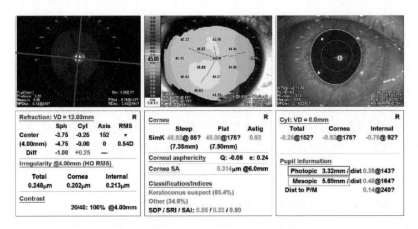

图 7-1-2　波前像差仪瞳孔直径测量结果示意图

日间瞳孔（红线框）和夜间瞳孔（绿线框）

7. 视觉电生理检查　可客观评估被检者的视功能，直接反映视网膜至视觉中枢的功能状态。对严重屈光介质混浊的被检者进行术前视功能状态判断、诊断和预后估计具有重要意义。视觉电生理检查主要包括眼电图（electro-oculogram，EOG）、视网膜电图（electroretinogram，ERG）、视觉诱发电位（visual evoked potential，VEP）等。

8. UBM　主要用于白内障手术术前评估，主要包括晶状体形态、位置，虹膜和睫状体有无异常，前房深度，晶状体密度等，尤其对外伤性白内障、葡萄膜炎并发性白内障等疾病具有重要意义（详见第二章第五节）。

9. 眼位及眼球运动　白内障手术术前眼位和眼球运动检查对儿童白内障、先天性白内障、严重影响视力的白内障、高度近视、麻痹性斜视、弱视和限制性眼球运动障碍等被检者必不可少。眼位和眼球运动异常的白内障被检者术后可能出现双眼复视，造成被检者术后视觉质量下降（详见第四章）。

（三）眼生物学测量和人工晶状体屈光度计算

1. 角膜曲率测量　白内障手术术前角膜曲率的测量是准确计算人工晶状体的基础，主要包括角膜曲率计、光学检测法（详见第二章第九节）和角膜地形图等（详见第二章第二节）。对于角膜曲率不在正常范围内、圆锥角膜、角膜外伤、既往已行角膜手术、要求植入多焦点人工晶状体的被检者，需行角膜地形图检查以便了解完整的角膜屈光情况。对于无法配合检查的幼儿，可在儿科医师协助下，镇静后使用手持角膜曲率计测量角膜曲率。

2. 眼轴长度测量　眼轴长度测量误差是白内障术后产生屈光误差的主要原因，目前测量方法分为声学仪器（主要为 A 型超声）（详见第二章第四节）和光学仪器（主要为 IOL master）（详见第二章第九节）测量两种。眼轴声学测量法适用于所有被检者，眼轴光学测量法适用于晶状体核Ⅲ级以下，视力＞0.1 的被检者。婴幼儿患儿首选非接触式光学生物测量法，若无法测得数据，可选择超声生物测量。对于不能配合检查的患儿，可在儿科医生协助下，镇静后再行检查。

3. IOL 屈光度计算　IOL 计算公式的选择与白内障术后屈光度的准确性密切相关，影响白内障术后视功能的恢复，精确的 IOL 计算可为白内障术后良好视觉质量提供有效保障。

一般来说，推荐使用以下计算公式（图 7-1-3，图 7-1-4）。

（1）正常眼轴（22～24.5 mm）：SRK-T、Hoffer Q、Holladay1、优化A常数的Haigis、Barrett 公式均适合。

（2）长眼轴（24.5～26 mm）：SRK-T、Holladay1、优化A常数的 Haigis、Barrett 公式。

（3）短眼轴（＜22 mm）：Hoffer Q、优化常数后的 Haigis、Barrett 公式。

（4）儿童和青少年白内障被检者IOL植入：建议患儿2周岁后予以植入IOL。2～3周岁患儿术后目标屈光力为+3D，

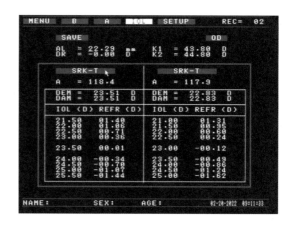

图 7-1-3　A超中 IOL 计算公式结果：
SRK-T 公式（红线框）

3～4周岁为+2D，4～6岁为+1D，＞6周岁可不预留度数。应避免与对侧眼的屈光力相差超过 3D，以避免弱视产生。

双眼选择人工晶状体屈光度差值应在 0.5D 以内，否则需重新计算。

OD 右		IOL 计算		OS 左			
(◉)				(◉)			
眼睛状态							
LS: 有晶状体		VS: 玻璃体		LS: 有晶状体		VS: 玻璃体	
Ref: ---		VA: ---		Ref: ---		VA: ---	
LVC: 未治疗		LVC 模式: -		LVC: 未治疗		LVC 模式: -	
目标屈光度: 平光		SIA: +0.00 D @ 0°		目标屈光度: 平光		SIA: +0.00 D @ 0°	
生物统计值							
AL: 24.42 mm	SD: 18 μm			AL: 24.55 mm		SD: 18 μm	
ACD: 2.89 mm	SD: 10 μm			ACD: 3.05 mm		SD: 10 μm	
LT: 4.27 mm	SD: 26 μm			LT: 3.97 mm		SD: 15 μm	
WTW: 11.7 mm				WTW: 11.6 mm			
SE: 45.53 D	SD: 0.01 D	K1: 45.16 D	@178°	SE: 45.51 D (l)	SD: 0.02 D	K1: 45.07 D	@ 26°
ΔK: -0.74 D	@178°	K2: 45.91 D	@ 88°	ΔK: -0.90 D	@ 26°	K2: 45.96 D	@116°
TSE: 45.53 D		TK1: 45.19 D	@ 2°	TSE: 45.56 D (l)	SD: 0.04 D	TK1: 45.16 D	@ 28°
ΔTK: -0.70 D	@ 2°	TK2: 45.89 D	@ 92°	ΔTK: -0.80 D	@ 28°	TK2: 45.96 D	@118°
TK Oculentis LS-313 MF30		TK Oculentis LS-313 MF30		TK Oculentis LS-313 MF30		TK Oculentis LS-313 MF30	
- Barrett TK Universal II -		- Barrett TK Universal II -		- Barrett TK Universal II -		- Barrett TK Universal II -	
LF: +1.62 DF: 标准		LF: +1.62 DF: 标准		LF: +1.62 DF: 标准		LF: +1.62 DF: 标准	
IOL (D)	Ref (D)	IOL (D)	Ref (D)	IOL (D)	Ref (D)	IOL (D)	Ref (D)
+16.00	-0.65	+16.00	-0.65	+15.50	-0.62	+15.50	-0.62
+15.50	-0.30	+15.50	-0.30	+15.00	-0.27	+15.00	-0.27
+15.00	+0.05	+15.00	+0.05	+14.50	+0.07	+14.50	+0.07
+14.50	+0.39	+14.50	+0.39	+14.00	+0.41	+14.00	+0.41
+14.00	+0.73	+14.00	+0.73	+13.50	+0.75	+13.50	+0.75
+15.07	正视	+15.07	正视	+14.60	正视	+14.60	正视
TK Oculentis LS-313 MF30		TK Oculentis LS-313 MF30		TK Oculentis LS-313 MF30		TK Oculentis LS-313 MF30	
- Haigis -		- Hoffer® Q -		- Haigis -		- Hoffer® Q -	
A0: +0.950 A1: +0.400 A2: +0.100		pACD: +5.21		A0: +0.950 A1: +0.400 A2: +0.100		pACD: +5.21	
IOL (D)	Ref (D)	IOL (D)	Ref (D)	IOL (D)	Ref (D)	IOL (D)	Ref (D)
+15.50	-0.75	+15.00	-0.54	+15.00	-0.64	+14.50	-0.51
+15.00	-0.39	+15.00	-0.21	+14.50	-0.28	+14.50	-0.18
+14.50	-0.02	+14.50	+0.12	+14.00	+0.08	+14.00	+0.15
+14.00	+0.33	+14.00	+0.45	+13.50	+0.43	+13.50	+0.47
+13.50	+0.69	+13.50	+0.77	+13.00	+0.78	+13.00	+0.79
+14.47	正视	+14.68	正视	+14.11	正视	+14.23	正视
(l) 临界状态的值		(*) 数值被手动编辑		--- 无测量值			

图 7-1-4　IOL-Master 中 IOL 计算公式结果：Barrett 公式（红线框）、
Haigis 公式（绿线框）、Hoffer Q 公式（黄线框）

第二节　屈光手术术前常规检查流程

一、一般检查

在进行各种屈光手术之前均应进行详细病史询问和眼部评估。

（一）一般资料

1. 种族　不同种族屈光不正的发生率、进展程度有所不同。
2. 性别　男女生理周期、激素水平、性格心理等差别，在个性化手术前需要评估。
3. 年龄　与屈光不正的进展程度、术后的恢复程度、调节力相关（图7-2-1）。
4. 职业及用眼习惯　不同职业对远、近视力的需求不同，选择术式时应慎重。用眼习惯可能造成视疲劳及调节不稳定，表现为手术前后屈光力的波动或变化。
5. 手术目的　患者手术目的是否明确，是否有不切实际的愿望、要求和目的。

（二）病史采集

主要通过问诊获取，要提醒患者提供真实、详尽的资料，以防某些患者为达某种目的而有意隐瞒或作假（图7-2-2）。

1. 屈光不正史　询问患者屈光不正的发生时间、进展程度、最近一次验光的日期和屈光力，近两年屈光力状态、矫正视力是否稳定等。
2. 框架眼镜及角膜接触镜配戴史　眼镜配戴是否规范、配戴时间等。配戴角膜接触镜者应停止使用，直到屈光状态和角膜曲率达到稳定状态。球形软镜应停戴1~2周，散光软镜和硬性透气性角膜接触镜应停戴3~4周，角膜塑形镜应停戴3个月以上。
3. 眼病及局部用药史　有无眼球运动障碍、眼干燥症、病毒性角膜炎、巩膜炎、青

一、患者一般情况

姓名 ＿＿＿＿＿　性别 ＿＿＿　年龄 ＿＿＿　出生日期 ＿＿＿年 ＿＿＿月 ＿＿＿日　职业 ＿＿＿＿＿

住址 ＿＿＿＿＿＿＿　联系电话 ＿＿＿＿＿＿＿＿＿＿　就诊日期 ＿＿＿年 ＿＿＿月 ＿＿＿日

图7-2-1　一般资料

二、病史

1. 眼屈光不正史：戴镜＿＿＿＿年，稳定＿＿＿＿年；配戴软性角膜接触镜＿＿＿＿，停戴时间＿＿＿＿；配戴硬性角膜接触镜＿＿＿＿，停戴时间＿＿＿＿。
2. 眼病史：＿＿＿＿＿＿＿＿眼外伤史：＿＿＿＿＿＿＿＿眼部手术史：＿＿＿＿＿＿
3. 全身疾病史：＿＿＿＿＿＿＿＿＿＿遗传眼病家族史：＿＿＿＿＿＿＿
4. 药物过敏史：＿＿＿＿＿＿＿＿5. 是否经常夜间驾车：(是　否)
6. 要求手术的原因(摘镜、戴镜不适、上学、征兵、就业、其他＿＿＿＿＿＿＿)
您是通过什么途径知道我院开展此项手术的(电视、报刊、网络、朋友介绍、其他＿＿＿＿＿＿)

图7-2-2　病史采集

光眼、虹膜炎、视网膜脱离等病史。有无眼局部使用免疫抑制剂或细胞毒性药物等。

4. 眼部及全身外伤史及手术史　有无全身及眼部手术史，包括屈光手术史等，这与此次手术方式的选择、方案的设计直接相关。

5. 过敏史　全身及眼部用药过敏史，特别是表面麻醉剂过敏史。

6. 家族遗传史　主要询问有无青光眼、高度近视、角膜营养不良等家族史。

（三）全身情况

某些全身疾病可能会对手术效果产生间接影响，或暂时不能进行手术（图7-2-2）。

1. 全身性疾病　系统性红斑狼疮、风湿性关节炎等结缔组织疾病、糖尿病、免疫缺陷疾病、精神疾病患者或严重心理障碍患者等不建议手术。

2. 妊娠及哺乳期妇女　体内激素的分泌可能影响其屈光力状态和创口愈合过程。某些药物（如镇静剂、止痛药等）可能会通过母体传输给胎儿或婴儿，应暂时不考虑手术。

3. 药物　全身应用化疗制剂或口服激素应暂缓手术。抗组胺药及某些抗抑郁药等可加重眼干燥症。

（四）外眼

1. 眼眶　高眉弓、深眼窝和高鼻梁者，术中应注意操作技巧。

2. 眼睑　有无睫毛异常、上睑下垂或闭合不全、内翻或外翻、结节或囊肿、炎症及睑板腺功能障碍等。

3. 泪囊　上下泪点是否狭窄或闭塞，压迫泪囊处观察有无分泌物；术前需行泪道冲洗，排除慢性泪囊炎。

4. 结膜　检查球结膜有无充血、水肿、新生物；睑结膜有无乳头、滤泡及结石增生，有无分泌物，其性质如何。

5. 巩膜　有无巩膜异色、充血、水肿、结节或葡萄肿。

6. 虹膜　双眼虹膜色泽与纹理是否一致，有无虹膜萎缩、结节，有无新生血管，有无虹膜残留；瞳孔有无变形，瞳孔缘有无后粘连，周边虹膜有无前粘连。

（五）屈光介质

1. 角膜　检查角膜有无混浊、瘢痕及新生血管；有无上皮剥脱、溃疡，重点排查有无圆锥角膜。

2. 前房　观察前房深浅、房水清浊、有无渗出物等。

3. 晶状体　检查晶状体有无混浊及混浊的位置和形态，有无悬韧带断裂。

4. 玻璃体　有无混浊及色素沉着。

（六）眼底

重点排查有无视网膜裂孔、视网膜脱离等，同时也要特别注意视盘，排除青光眼的可能。主要采用直接检眼镜和前置镜检查眼底，对于眼底有病变的被检者建议行广角眼底照相检查便于对比观察（图7-2-3）。

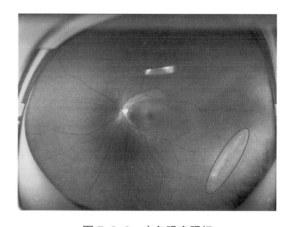

图7-2-3　广角眼底照相

（七）眼轴长度

主要采用 A 型超声或 IOL-Master 仪器（图 7-2-4）进行检查，在与正常眼或双眼参考比较中，判断屈光不正的性质与程度。

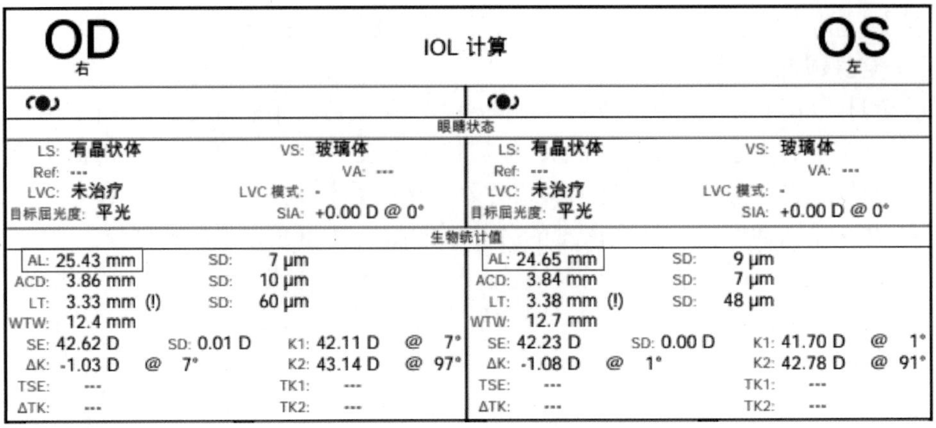
OD 右　IOL 计算　OS 左

眼睛状态

OD		OS	
LS: 有晶状体	VS: 玻璃体	LS: 有晶状体	VS: 玻璃体
Ref: ---	VA: ---	Ref: ---	VA: ---
LVC: 未治疗	LVC 模式: -	LVC: 未治疗	LVC 模式: -
目标屈光度: 平光	SIA: +0.00 D @ 0°	目标屈光度: 平光	SIA: +0.00 D @ 0°

生物统计值

OD			OS		
AL: 25.43 mm	SD: 7 μm		AL: 24.65 mm	SD: 9 μm	
ACD: 3.86 mm	SD: 10 μm		ACD: 3.84 mm	SD: 7 μm	
LT: 3.33 mm (!)	SD: 60 μm		LT: 3.38 mm (!)	SD: 48 μm	
WTW: 12.4 mm			WTW: 12.7 mm		
SE: 42.62 D	SD: 0.01 D	K1: 42.11 D @ 7°	SE: 42.23 D	SD: 0.00 D	K1: 41.70 D @ 1°
ΔK: -1.03 D @ 7°		K2: 43.14 D @ 97°	ΔK: -1.08 D @ 1°		K2: 42.78 D @ 91°
TSE: ---		TK1: ---	TSE: ---		TK1: ---
ΔTK: ---		TK2: ---	ΔTK: ---		TK2: ---

图 7-2-4　IOL-Master

（八）眼压

主要采用非接触眼压计测量眼压，排除高眼压症、正常眼压性青光眼等。眼内压结果需结合中央角膜厚度进行分析，必要时检测压平眼压。

二、主要检查

1. 视力　包括被检者的裸眼视力及矫正视力，作为屈光手术安全性及有效性的评判标准。

2. 屈光力　屈光状态检查是屈光手术前最重要的检查项目，是决定屈光手术最终视觉效果的关键环节之一。一般先进行快速的电脑验光，然后检影验光，最后使用综合验光仪进行规范的主觉验光，确定最佳矫正视力下的屈光力。我们建议睫状肌麻痹下验光后应等待瞳孔恢复至正常再进行复验光（图 7-2-5）。

		球镜 SPH	柱镜 CYL	轴位 AXI	三棱镜 PRISM	底向 B	矫正视力 V	☑诊断　□复验
远用	右	-3.00	-0.50	15			1.0	
	左	-3.50	-0.50	150			1.0	
近用	右							下加光度（ADD）：
	左							
角膜接触镜	右							基弧：
	左							
□快散 □慢散	右							视光师：
	左							

图 7-2-5　医学验光

3. 角膜厚度 角膜屈光手术需切削部分角膜组织，准确的角膜厚度测量对手术方式的选择及切削量大小的设计至关重要。一般使用相干光断层成像仪（optical coherence tomography，OCT）（图 7-2-6）、眼前节全景仪（Pentacam）（图 7-2-7）进行检查。

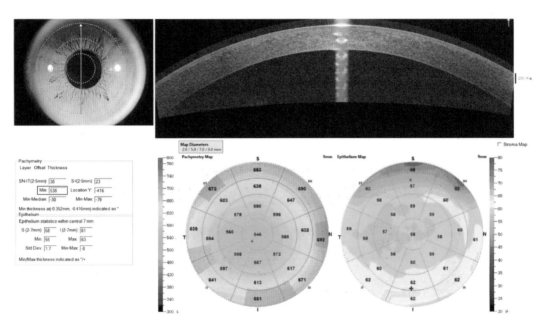

图 7-2-6 相干光断层成像仪（OCT）测量角膜厚度

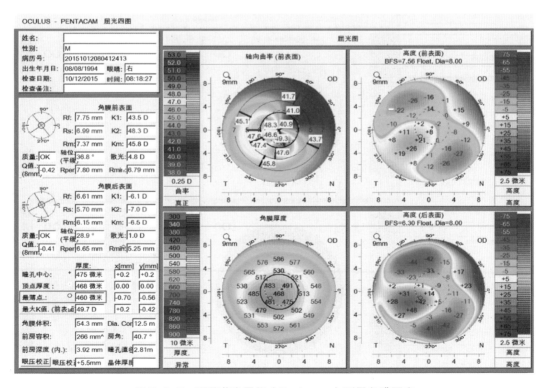

图 7-2-7 眼前节全景仪（Pentacam）测量角膜厚度

4. **角膜地形图与角膜形态**　通过角膜地形图可以全面了解角膜形态，筛选早期圆锥角膜等异常改变，确定角膜散光是否与眼散光轴向一致，并可用于个性化手术方案的设计，还可以观察角膜屈光手术后角膜形态的改变。常用的检查设备如 Pentacam、Orbscan 角膜地形图系统等。

5. **角膜水平直径**　精确的角膜水平直径测量，对人工晶状体的直径大小和 LASIK 术中负压吸引环直径参数的选择具有重要意义。一般使用游标卡尺（图 7-2-8）、眼前节全景仪（Pentacam）（图 7-2-9）、IOL-Master 等进行检查。

6. **瞳孔直径与形态**　暗视觉瞳孔大小直接与夜间眩光有关，一般而言，光学区直径应该大于等于暗视瞳孔直径，如果被检者暗视瞳孔直径大于光学区直径，术后易出现

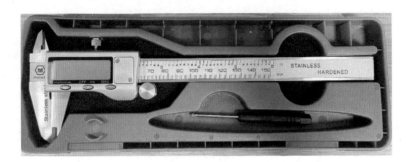

图 7-2-8　游标卡尺

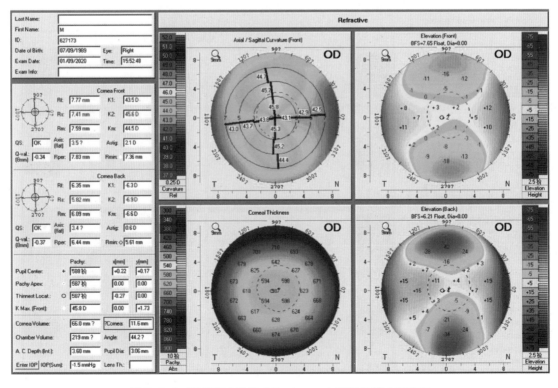

图 7-2-9　眼前节全景仪（Pentacam）测量角膜水平直径

夜间眩光。常用的瞳孔直径测量方法有 OPD 波前像差仪、电脑验光仪、眼前节全景仪（Pentacam）关闭注视灯测量瞳孔直径。

7. 泪膜　屈光手术会对泪膜造成短暂影响，术前泪膜检查不容忽视。主要包括泪膜破裂时间、泪河高度及泪液分泌试验等。目前临床上主要使用干眼综合分析仪检查（图 7-2-10）。

检查类别	右眼	左眼	参考值
瞬目时间	s	s	
泪膜破裂时间（NIBUT）	BUT(First) :14.53 s	BUT(First):7.20 s	>10 s
	BUT (Average):14.53 s	BUT (Average) :7.20 s	> 14 s
泪河高度	TM:0.26 mm	TM:0.29 mm	>0. 2 mm

	R	L	检查数据
泪河度高	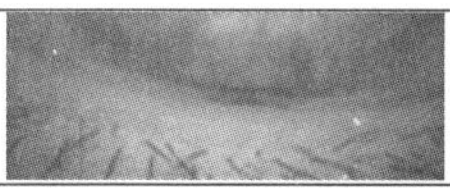	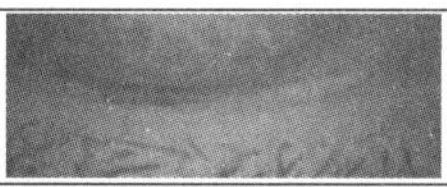	R: 0.38 mm　　　　L: 0.46 mm 参考值　　红外 ≥0.2 mm　可见光≥0.3 mm
泪膜破裂时间	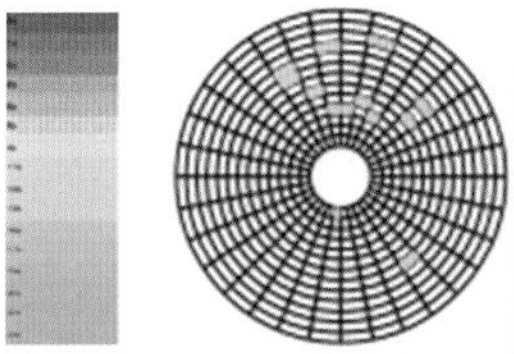	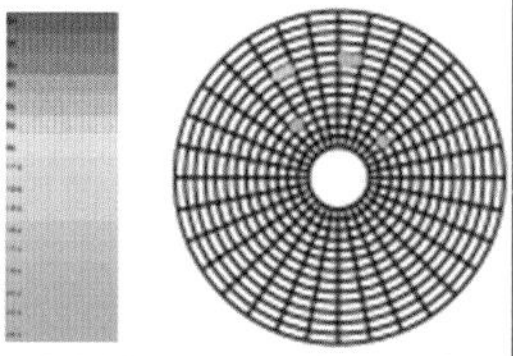	R:首次破裂：8.20 s　　平均破裂：12.20 s 观察时间：16.50 s L：首次破裂：12.90 s　　平均破裂：17.10 s 观察时间：25.40 s 参考值　Level 0 正常，首次破裂时间：10 s，平均破裂时间：14 s。 Level 1 临界，首次破裂时间：6~9 s，平均破裂时间：7~13 s。 Level 2 干眼，首次破裂时间：5 s，平均破裂时间：7 s。

图 7-2-10　干眼综合分析仪

8. 优势眼　认识和确定优势眼在屈光手术中有一定意义，尤其是对于已经老视或者接近老视年龄的屈光手术被检者的手术设计有一定的指导意义。

9. 前房深度　是指从角膜顶点的内皮面到晶状体前顶点之间的距离。对于行有晶状体眼后房型人工晶状体植入术的被检者，一般要求前房深度≥2.80 mm。常用的测量前房深度的设备有眼前节全景仪（图 7-2-11）、UBM、前节 OCT、IOL-Master。

10. 拱高　在有晶状体眼后房型人工晶状体后表面中央到晶状体前顶点的垂直距离，称为拱高。通常情况下拱高太大容易发生青光眼，拱高太小容易导致人工晶状体旋转、白内障等并发症。常用测量方法主要有前节 OCT（图 7-2-12）、眼前节全景仪（图 7-2-13）、UBM 等。

三、特殊检查

1. 对比敏感度与对比度视力

（1）对比敏感度：可用于随访追踪，以了解视功能的变化及评估治疗效果。

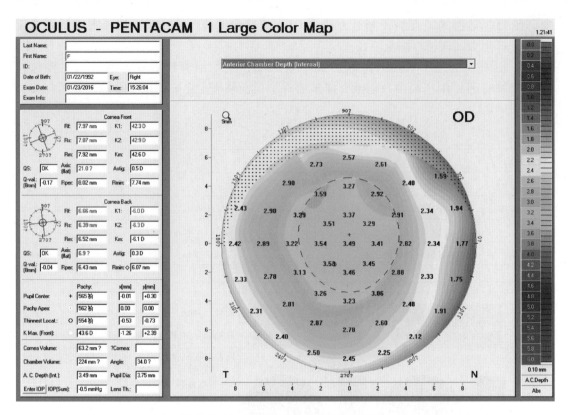

图 7-2-11　眼前节全景仪测量前房深度

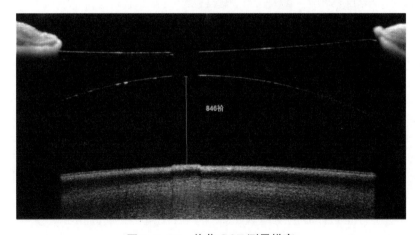

图 7-2-12　前节 OCT 测量拱高

（2）对比度视力：是视觉系统对所视物体与其背景亮度差（对比度）的分辨能力。检查对比度视力的仪器有 MFVA 多功能视力测量仪、Lea 对比度视力表等。

2. 波前像差　波前像差仪可以引导激光进行角膜切削，同时可以评估屈光手术后的视觉质量。常用的检查设备有 OPD-Scan 波前像差仪、Allegretto 像差分析仪等。

3. 调节与集合　考虑调节因素对术前手术量设计的影响，常用综合验光仪主观测量

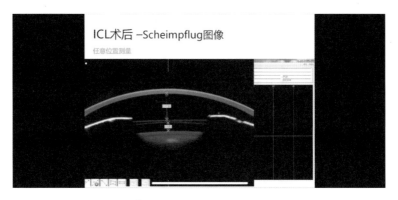

图 7-2-13　眼前节全景仪测量拱高

法结合 ARK 验光仪客观测量法。

4. 角膜内皮细胞（图 7-2-14） 一般建议角膜内皮细胞数量 > 2 000 个 /mm^2 方可手术，同时需注意角膜内皮细胞形态等相关参数。

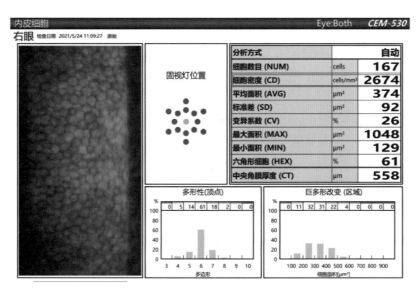

图 7-2-14　角膜内皮细胞

5. 眼位、Kappa 角与眼动 通过对眼位的检查，可以发现斜视和 Kappa 角等，调整激光切削中心。眼动异常，使用辅助器械固定，避免偏心或不规则散光。当 Kappa 角较大时，可通过 offset 技术将激光切削中心定位于视轴中心，以获得更好的视觉质量。

6. 点扩散函数和调节传递函数 在屈光手术前后进行点扩散函数（point spread function，PSF）和调制传递函数（modulation transfer function，MTF）检查，可以为客观评估手术效果提供依据。主要检查设备如 OPD-Scan 波前像差仪（图 7-2-15）。

7. 角膜上皮层厚度 角膜上皮层的过度增殖，可引起角膜屈光手术后屈光度数的回退和近视漂移。测量中央和周边角膜上皮层厚度对经上皮准分子激光角膜切削术（trans-epithelial photorefractive keratectomy，TPRK）手术参数的设定有指导意义。主要采用相干

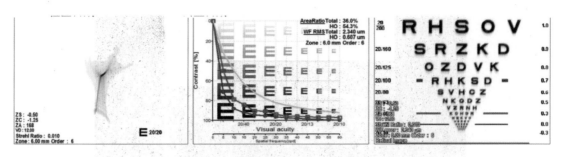

图 7-2-15　OPD-Scan 波前像差仪

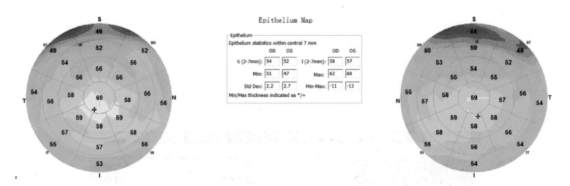

图 7-2-16　相干光断层成像仪（OCT）测量角膜上皮层厚度

光断层成像仪（OCT）进行检查（图 7-2-16）。

8. 其他检查

（1）后节 OCT：即对视网膜的光学相干断层扫描，主要包括对黄斑区、视网膜神经纤维层及视盘的扫描。如对于一些术前矫正视力不佳并已在眼底检查时发现伴有黄斑区异常的被检者，可通过对黄斑区的扫描进一步明确诊断黄斑裂孔、黄斑囊样水肿等疾病。对视网膜神经纤维层的扫描多应用于视神经杯盘比大于正常的被检者，扫描定位在视盘周围。由于 OCT 可定量测定视网膜神经纤维层的厚度，更早地发现视网膜神经纤维层的损害，故可与视野检查等相结合以排查青光眼。

（2）视野检查：是诊断和监测青光眼及其他相关视觉、视神经疾病的基本方法。近视患者可能伴有开角型青光眼，故术前应严格筛查。对于常规检查时发现有眼压偏高、伴有或不伴有杯盘比大于正常的被检者，可通过视野检查及结合其他相关检查进行排除。由于各种疾病的视野改变特征不同，一定要结合临床分析，才能做出正确诊断。

（3）超声生物显微镜（UBM）（图 7-2-17）：通过超声生物显微镜，可以观察房角形态、晶状体悬韧带情况及有无虹膜或睫状体囊肿，进一步排除与有晶状体眼后房型人工晶状体植入术相关的禁忌证。

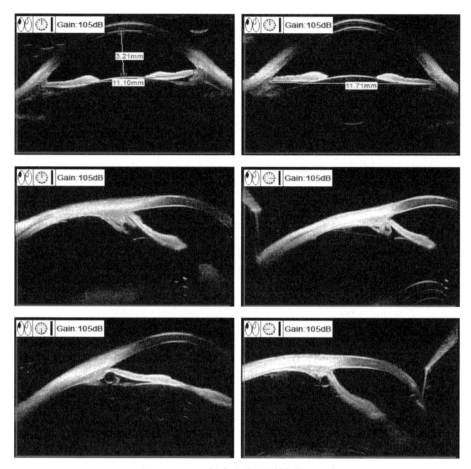

图 7-2-17 超声生物显微镜（UBM）

 第三节 斜视手术术前常规检查流程

一、病史询问

1. 一般项目询问 包括被检者姓名、年龄、民族、婚姻、职业等。

2. 主诉 主要包括眼位偏斜、复视、头位异常、畏光、眼球运动受限、视疲劳等。

3. 现病史

（1）应详细询问出现斜视的时间，其对斜视的诊断尤其重要（尤其是对先天性和后天性斜视的诊断），最好患儿家长能提供患儿出生后早期的照片。

（2）应仔细询问有无斜视发病的相关诱因，如有无外伤、高热惊厥、长时间近距离用眼、早产、产伤等。

（3）应详细询问斜视发生的规律，是间歇性还是恒定；是单眼斜视还是双眼交替性斜视；有无明显的周期性；有无强光下喜闭一眼（间歇性外斜视的特征性表现）；是否伴有明显眼球运动受限；有无异常头位、视力下降等。

（4）详细询问发病以来的治疗史，有无戴镜及遮盖，是否曾行斜视手术（如有，则询问具体的手术方式），以及治疗后的效果如何等。

（5）发病以来的全身情况。

4. 既往史　应重点详细询问被检者既往的斜视治疗情况，如是否曾经戴镜治疗，是否接受过遮盖治疗，是否做过斜视、弱视训练，是否曾行斜视手术及具体的手术方案，以及是否曾行其他眼科手术如巩膜外环扎手术等。对于眼球震颤患儿，要了解其是否有先天性白内障手术史、眼外伤史及特殊用药史。

5. 个人史

（1）询问被检者相关社会经历，包括出生地、居留地、居留时间等。

（2）询问有无相关毒物接触情况及时间。

（3）被检者卫生习惯、烟酒嗜好和摄入量。

（4）有无其他异嗜物、麻醉药品、毒品接触史。

（5）冶游史。

6. 月经、生育史　记录月经周期和经期天数、末次月经日期、闭经日期、绝经年龄。妊娠和分娩情况，配偶健康状况等。

7. 家族史　部分斜视如共同性斜视、眼球震颤等有遗传因素，应详细询问其直系亲属如祖父母、父母、兄弟姐妹或远亲是否患有斜视。

8. 注意事项　病史询问需注意以下方面。

（1）病史的陈述有一定主观性，某些有家族史的患者及其亲属可能不愿意承认该疾病的家族史，而故意强调意外事故或者其他疾病等的影响，因此要对采集到的病史进行客观评估。

（2）不能草率地否定被检者家属的陈述。

二、全身检查

1. 生命体征　包括血压、脉搏、呼吸、心率等的检查，明确被检者有无严重心脑血管疾病存在以排除手术禁忌证。

2. 血常规　重点关注白细胞、中性粒细胞和血小板等指标。了解被检者有无细菌感染、血红蛋白减少引起的贫血及血小板减少等。

3. 尿常规　了解被检者有无肾疾病、泌尿系统感染和糖尿病。

4. 肝肾功能、电解质　主要了解被检者肝功能、肾功能、电解质、血脂、血糖、尿酸等指标是否影响手术治疗。

5. 凝血常规　了解被检者有无凝血时间延长、纤维蛋白原下降等情况，有无术后出血风险。

6. 血液免疫学　了解被检者有无肝炎、梅毒、艾滋病等传染性疾病，加强术中防护措施。

7. 心电图　了解被检者的心脏功能情况。明确被检者有无心脏病或心肌缺血等。

8. 胸片 / 胸部 CT　了解被检者有无胸部炎症、占位性疾病或心脏病等。

三、常规眼部检查

1. 视力　视力检查是最基本也是最重要的检查，包括裸眼视力和最佳矫正视力。

（1）对于年幼儿童应进行视力评估，1岁以下的婴儿可采用注视行为（fixation behaviour）、注视和追随（fixation and following）、遮盖厌恶试验、视动性眼球震颤（optokinetic nystagmus，OKN）、选择性观看（preferential looking，PL）、图形视觉诱发电位（pattern visual evoked potentials，PVEP）等检查方法。

（2）1~2岁的儿童可采用垂直三棱镜试验（vertical prism test）、PL等检查方法，2~3岁儿童可采用认图和图形配对等检查方法。

（3）3岁以上可采用图形视力表、E字视力表进行检查。对斜视合并弱视的被检者应先治疗弱视再行斜视手术。

2. 屈光检查　对所有的斜视被检者术前均应进行屈光检查，包括主观验光和客观验光。

（1）主观验光：包括综合验光仪验光和插片验光两种。由于斜视被检者多为儿童，且大多数患者存在双眼视功能缺陷，因此不适合进行综合验光仪验光。对于大龄外斜视，尤其是近视性屈光不正患者，可以在自动电脑验光仪验光的基础上进行主观插片验光。

（2）客观验光：包括视网膜检影验光和自动电脑验光仪验光。睫状肌麻痹后视网膜检影验光是儿童必要的屈光检查方法，尤其对远视眼和（或）伴有内斜视的儿童。对检查能合作的儿童，也可以采用睫状肌麻痹后电脑验光，再以电脑验光的屈光度值为起点进行视网膜检影验光。对检查不合作的婴幼儿，可给予10%水合氯醛催眠后再进行视网膜检影验光（患儿取平卧位）。

3. 眼前节检查

（1）睑裂：有无增大或缩小，有无上睑下垂。

（2）睑缘：明确睑缘有无活动性炎症反应，睑板腺开口有无堵塞，结膜囊形态、深浅、有无分泌物等。对于既往已行斜视矫正手术的被检者，观察球结膜瘢痕可提示既往的手术方式。

（3）角膜：有无角膜病变，包括明显角膜混浊或角膜活动性病变。

（4）前房：中央和周边前房深度变浅的被检者可行房角镜、UBM、晶状体厚度等检查，明确房角开放状态。观察前房内有无房闪或浮游细胞，明确眼内是否存在活动性炎症反应。

（5）虹膜：是否存在虹膜异色、虹膜新生血管、虹膜萎缩或脱色素等改变。

（6）瞳孔：双眼瞳孔是否等大等圆，对光反射是否正常。动眼神经麻痹的被检者患眼可伴有瞳孔散大，对光反射消失或迟钝。

（7）晶状体：有无晶状体混浊、混浊程度和位置，是否合并晶状体震颤及脱位。

4. 眼底检查及眼底照相　应详细检查眼后节情况，包括玻璃体和视网膜。

（1）玻璃体：是否混浊、混浊物形态、是否有浮游细胞或色素漂浮等。

（2）视网膜：包含黄斑、视神经和视网膜。一般建议小瞳孔状态下进行双眼眼底照相，如怀疑有黄斑部病变、视神经病变、高度近视眼底改变等严重眼底疾病，应散瞳详细检查眼底并转眼底病专科就诊。

眼底照相还可以根据视盘与黄斑的位置关系判断是否伴有旋转斜视，以协助对眼外肌功能亢进或落后进行判断。

5. 眼位照相　嘱被检者向正前方、水平向左、水平向右、正上方、左上方、右上方、正下方、左下方、右下方 9 个眼位注视，分别拍摄其眼位照相，对术前的眼位及眼球运动情况进行客观记录，建议所有斜视被检者术前均应行眼位照相检查。

四、眼肌专科检查

（一）眼外肌检查

1. 头位评估　术前应常规对被检者行头位评估。由眼外肌疾病导致的异常头位称为代偿头位，应与非眼外肌疾病导致的异常头位（如骨性斜颈）相鉴别。被检者采取代偿头位的目的是回避麻痹肌的作用，消除复视，维持双眼单视，主要见于麻痹性斜视、A-V 型斜视、先天性眼球震颤及部分特殊类型斜视（如 Brown 综合征、眼球后退综合征、甲状腺相关眼病等）。代偿头位常可作为麻痹性斜视诊断的依据。

2. 眼位检查和斜视度测量

（1）遮盖试验

1）遮盖－去遮盖试验（cover-uncover test）：通过遮盖－去遮盖试验可以发现：①水平和垂直斜视，但不能发现旋转斜视；②鉴别真性和假性斜视；③鉴别隐性和显性斜视。

2）交替遮盖试验（alternate cover test）：目的是使双眼融合功能分离，以发现包括显性斜视和隐性斜视在内的全部斜视。当交替遮盖双眼不动时，说明双眼正位；当双眼移动时，可根据移动方向判断斜视类型。

（2）角膜映光法（corneal light reflex test）

1）Hirschberg 法：适合几乎所有被检者，尤其小儿及不合作的被检者，以及视力差不能使用三棱镜的被检者。Hirschberg 法一般只用于检查看近的斜视度，只能粗略地估计斜视度，且受 Kappa 角的影响，因此一般不能以此计算手术量。

2）Krimsky 法：是三棱镜加 Hirschberg 法测量斜视度的方法，较单纯 Hirschberg 法准确，但仍需考虑 Kappa 角的影响，适用于不合作的儿童和一眼视力低下的知觉性斜视的斜视度测量。

（3）三棱镜交替遮盖试验（prism and alternative cover test，PACT）：也称为三棱镜中和试验，不受 Kappa 角的影响，是斜视术前准确也最常用的斜视度定量测量方法。但要求患者能够配合，且两眼均有固视能力。

（4）双马氏杆试验（double Maddox rod test）：是一种定量检查旋转性斜视的主观检查方法，主要用于后天垂直肌肉麻痹性斜视者。

（5）同视机检查：可测量水平、垂直及旋转方向的主观和客观斜视角，因同视机有近感辐辏，所以检查的内斜度数比实际大、外斜度数比实际小。

3. 眼球运动检查　包括单眼运动和双眼运动，双眼运动又包括双眼同向运动和双眼异向运动。

（1）单眼运动：观察有无单眼运动受限，分为 0～-4 级，单眼运动没有亢进。

（2）双眼同向运动：即诊断眼位，采用调节性视标检查被检者注视九个方位时两眼配偶肌的运动协调情况，对眼外肌功能亢进或落后做出判断，以鉴别共同性斜视和麻痹性斜视，以及判断麻痹肌和发现 A–V 型斜视。双眼同向运动异常分为 –4 ~ +4 级。

（3）双眼异向运动：临床上主要指集合近点（near point of convergence，NPC）检查。正常人集合近点为 5 ~ 10 cm，集合不足的被检者集合近点移远（10 ~ 30 cm 或更远）。

4. AC/A 比值 调节性集合与调节的比值又称 AC/A 比值，反映调节性集合与调节的连带运动关系。测定 AC/A 比值有助于水平斜视的分型，为斜视的诊断及治疗提供重要依据。

5. 牵拉试验 包括被动牵拉试验和主动牵拉试验，有时可作为斜视诊断及手术设计的重要依据。

（1）被动牵拉试验：用于鉴别麻痹性斜视、限制性斜视或两者皆有的单眼运动障碍。

（2）主动牵拉试验：用于鉴别眼外肌完全麻痹或部分麻痹，以评估眼外肌的功能，因需患者配合，一般仅用于成人。

6. Bielschowsky 歪头试验 用于鉴别上斜肌麻痹还是对侧眼的上直肌麻痹。

（二）双眼单视功能检查

双眼单视功能检查用于判断双眼视功能状态、估计预后。主要包括同时知觉、融合功能和立体视觉检查。

1. Worth 四点灯试验 主要用于同时知觉、融合功能、单眼抑制、主导眼、复视检查，是临床上常用的同时知觉和融合功能的检查方法。33 cm 检查周边融合，2 m 检查中心融合。

2. 红色滤光片试验（red filter test） 是检查复视像最简单的方法，为一种眼球运动障碍定性检查法。主要观察第一眼位是垂直复视还是水平复视，哪个方向分离最大，周边物像属于哪只眼。最大距离的周边物像即是麻痹肌或运动受限的肌肉。

3. Bagolini 线状镜检查 用于融合功能、视网膜对应、抑制、主导眼、复视和旋转斜视的检查，临床上主要用于视网膜对应和抑制的检查。由于线状镜是透明的，不分离融合，因此线状镜检查接近自然的双眼视觉状态，但需要被检者具有一定理解及表达能力，不适用于年龄较小的儿童。

4. 同视机检查 同视机可以行同时知觉、融合功能及立体视觉检查，是目前临床上常用的双眼视功能检查。但同视机检查的是两眼在分视状态下的双眼视功能，因而不能真实反映被检者的双眼视功能状况。此外，同视机的检查比较复杂，年幼儿童不易理解和配合。

5. 立体视锐度测定 立体视锐度是指两眼所能分辨的最小深度差。临床上常用的立体视锐度测量方法有两种：轮廓立体视锐度测定和随机点立体视锐度测定。其中 Titmus 立体图是临床常用的看近的轮廓立体视锐度测定方法。常用的随机点立体视锐度检查有 TNO 立体视觉图、Lang 立体视觉图及颜少明立体视觉检查图。

（三）其他特殊检查

甲状腺功能检查用于排除甲状腺相关眼病，但有约 5% 的甲状腺相关眼病患者其甲状腺功能正常，临床上要注意避免漏诊或误诊；新斯的明试验排除重症肌无力；影像学检查（CT 或 MRI）排除眶壁骨折及颅脑疾病引起的麻痹性斜视，对于一些特殊类型的斜视（如甲状腺相关眼病、高度近视眼限制性内下斜视等）也应常规行影像学检查协助诊断。

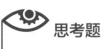

思考题

1. 白内障被检者常见眼部检查项目包括哪些?
2. 屈光手术术前主要检查项目包括哪些?
3. 眼位检查的定性和定量检查方法有哪些?

参考文献

1. 葛坚，王宁利.眼科学［M］.3 版.北京：人民卫生出版社，2017.

2. 丁斌，张成.裂隙灯显微镜校准方法的研究［J］.计量与测试技术，2020，47（5）：86–89.

3. 瞿佳.眼视光学理论和方法［M］.2 版.北京：人民卫生出版社，2004.

4. 刘党会.眼视光器械学［M］.3 版.北京：人民卫生出版社，2018.

5. 陆豪，李海生.光学相干断层扫描成像术原理和临床应用［M］.北京：世界图书出版公司，2008.

6. 李立新.眼部超声诊断图谱［M］.北京：人民卫生出版社，2013.

7. 瞿佳.眼视光学理论和方法［M］.3 版.北京：人民卫生出版社，2018.

8. 刘晓玲.验光技术［M］.2 版.北京：高等教育出版社，2015.

9. 王光霁.双眼视觉学［M］.3 版.北京：人民卫生出版社，2018.

10. 赵堪兴.斜视弱视学［M］.2 版.北京：人民卫生出版社，2018.

11. 刘陇黔.眼视光实践技能操作手册［M］.北京：人民卫生出版社，2019.

12. 葛坚，王宁利.眼科学［M］.3 版.北京：人民卫生出版社，2015.

13. 刘陇黔.视觉训练的原理和方法［M］.北京：人民卫生出版社，2019.

14. 王玲，杨晓莉.2011 版配装眼镜质量检测标准解析与应用［J］.中国眼镜科技杂志，2012（5）：122–126.

15. 武麟添.如何进行准确的眼镜加工制作［J］.中国眼镜科技杂志，2017（9）：146–147.

16. 郝志红.全自动磨边机全框眼镜加工流程图解［J］.中国眼镜科技杂志，2019（3）：96–99.

17. 吕帆.接触镜学［M］.3 版.北京：人民卫生出版社，2017.

18. 中华医学会眼科分会眼视光学组，中国医师协会眼科医师分会眼视光学专业委员会，中国非公立医疗机构协会眼科专业委员会眼视光学组，等.角膜塑形镜验配流程专家共识（2021）［J］.中华眼视光学与视觉科学杂志，2021，23（1）：1–5.

19. 王勤美.眼球生物测量与 IOL 屈光力计算［M］.北京：人民卫生出版社，2019.

20. 王勤美.屈光手术学［M］.3 版.北京：人民卫生出版社，2017.

21. 赵堪兴.斜视弱视学［M］.2 版.北京：人民卫生出版社，2018.

读者意见反馈

为收集对教材的意见建议，进一步完善教材编写并做好服务工作，读者可将对本教材的意见建议通过如下渠道反馈至我社。

咨询电话　400-810-0598

反馈邮箱　gjdzfwb@pub.hep.cn

通信地址　北京市朝阳区惠新东街4号富盛大厦1座　高等教育出版社总编辑办公室

邮政编码　100029

防伪查询说明

用户购书后刮开封底防伪涂层，使用手机微信等软件扫描二维码，会跳转至防伪查询网页，获得所购图书详细信息。

防伪客服电话　（010）58582300

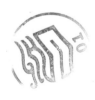